Prof. Dr. Hans Förstl, Dr. Hans-Dieter Schweiger

Organisch bedingte psychische Störungen

W0232950

Organisch bedingte psychische Störungen

von

Prof. Dr. Hans Förstl, Dr. Hans-Dieter Schweiger

**Vorträge und Arbeitsunterlagen
der Fortbildungsveranstaltungen im Herbst 2015
in München, Kempten, Nürnberg, Würzburg, Regensburg,
Bayreuth, Rosenheim und Landshut**

Schriftenreihe der Bayerischen Landesapothekerkammer Heft 91

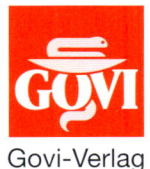

Govi-Verlag

Bibliografische Information der Deutschen Nationalbibliothek

Die Deutsche Nationalbibliothek verzeichnet diese Publikation in der Deutschen National-
bibliografie; detaillierte bibliografische Daten sind im Internet über http://dnb.d-nb.de
abrufbar.

Wichtiger Hinweis

Medizin als Wissenschaft ist ständig im Fluss. Forschung und klinische Erfahrungen erweitern unsere Kenntnisse, insbesondere was Behandlung und medikamentöse Therapie anbe-
langt. Soweit in diesem Werk eine Dosierung oder eine Applikation erwähnt wird, darf der
Leser zwar darauf vertrauen, dass Autoren, Herausgeber und Verlag größte Mühe darauf
verwandt haben, dass diese Angabe genau dem Wissensstand bei Fertigstellung des Werkes
entspricht. Dennoch ist jeder Benutzer aufgefordert, die Beipackzettel der verwendeten Präparate zu prüfen, um in eigener Verantwortung festzustellen, ob die dort gegebene Empfeh-
lung für Dosierungen oder die Beachtung von Kontraindikationen gegenüber der Angabe
in diesem Buch abweichen. Das gilt besonders bei selten verwendeten oder neu auf den
Markt gebrachten Präparaten und bei denjenigen, die von zuständigen Behörden in ihrer
Anwendbarkeit eingeschränkt worden sind. Geschützte Handelsnamen (Warenzeichen) wurden nicht besonders kenntlich gemacht. Aus dem Fehlen eines solchen Hinweises kann also
nicht geschlossen werden, dass es sich um einen freien Warennamen handelt. Die erwähnten
Handelspräparate wurden lediglich beispielhaft bzw. aus didaktischen Überlegungen heraus
gewählt.

Produktbezeichnungen und Warenzeichen können warenzeichenrechtlich geschützt sein,
auch wenn ein Hinweis auf etwa bestehende Schutzrechte fehlt.

ISBN 978-3-7741-1313-8

© 2015 Govi-Verlag Pharmazeutischer Verlag GmbH, Eschborn

www.govi-verlag.de

Herausgeber: Bayerische Landesapothekerkammer

Alle Rechte vorbehalten. Kein Teil des Werkes darf in irgendeiner Form (durch Fo-
tokopie, Mikrofilm oder ein anderes Verfahren) ohne schriftliche Genehmigung des
Verlages reproduziert oder unter Verwendung elektronischer Systeme verarbeitet,
vervielfältigt oder verbreitet werden.

Satz: SRZ, Berlin
Druck: Druckerei C. H. Beck, Nördlingen
Grafiken: Mathias Woszczyna, Wandlitz

Printed in Germany

Vorwort des Herausgebers

Der wissenschaftliche Fortschritt verändert unsere Wahrnehmung psychischer Erkrankungen. Ehemals dominante Noxen, Mangelerscheinungen und Infektionskrankheiten sind behandelbar und zum Teil grundsätzlich vermeidbar geworden. Erst dadurch sowie durch die ansteigende Lebenserwartung traten neue Probleme in den Vordergrund, die sich heute diagnostisch mittels neuer Methoden erfassen lassen. Dies reicht von der konkreten Ursachendiagnose akuter Verwirrtheitszustände bis zu wissenschaftlichen Hinweisen auf den möglichen Infektionscharakter bei Parkinson und Alzheimer. Viele der neu erkannten Krankheiten sind dabei spezifisch und mit gutem Erfolg zu therapieren. Darüber sollte auch der moderne Apotheker Bescheid wissen.

Unser gut eingespieltes Arzt-Apotheker-Team, Herr Prof. Dr. Hans Förstl, Direktor der Klinik und Poliklinik für Psychiatrie und Psychotherapie der Technischen Universität München und Herr Dr. Hans-Dieter Schweiger, Münchner Krankenhausapotheker, ehem. Leiter der Apotheke des Isar-Amper-Klinikums Haar, berichten Ihnen in diesem Heft über organisch bedingte psychische Störungen.

Sie erfahren unter anderem über die Neurosyphilis, deren Behandlung mit Antibiotika sowie die Entwicklung von Resistenzen. Krankheitsbilder wie z. B. das Wernicke-Korsakow-Syndrom, HIV/AIDS, die limbische und die Herpes-Enzephalitis sowie deren Behandlung werden ebenfalls besprochen. Last but not least gehen die Autoren auf die Alzheimer-Krankheit und den Einsatz verschiedener Antidementiva ein. Unterschiedliche Therapieansätze, angefangen von Vitaminen und Hormonen bis hin zu Sekretase-Modulatoren und Antikörper-Therapien werden vorgestellt.

Im Namen des Vorstandes und des Fortbildungsausschusses danke ich den beiden Autoren und Vortragenden und wünsche Ihnen, liebe Kolleginnen und Kollegen, eine interessante Lektüre.

Thomas Benkert
Präsident der Bayerischen Landesapothekerkammer

Inhaltsverzeichnis

Vorwort des Herausgebers 5

Teil 1
Organisch bedingte psychische Störungen 11

Abkürzungsverzeichnis 12

1. Einleitung 15

2. Epidemien und Endemien: ein Rückblick 18

   2.1   Intoxikationen 18
      2.1.1 Ergotismus 18
      2.1.2 Saturnismus 19
      2.1.3 Mercurialismus 21

   2.2   Hypovitaminosen 23
      2.2.1 Beri-Beri 23
      2.2.2 Wernicke-Enzephalitis 24
      2.2.3 Korsakow-Syndrom 25

   2.3   Infektionen 30
      2.3.1 Neurosyphilis 30
      2.3.2 Neuroborreliose 36

3. Enzephalitiden und degenerative Erkrankungen:
Gegenwart und Zukunft 38

   3.1   Virale Enzephalitiden 38
      3.1.1 HIV, AIDS 38
      3.1.2 Herpes simplex Enzephalitis 42

   3.2   Entzündliche und nicht-entzündliche Enzephalitiden 43
      3.2.1 Paraneoplastische und Autoimmunenzephalitiden ... 43
      3.2.2 Prionosen 47

   3.3   Neurodegenerative Erkrankungen 48
      3.3.1 Morbus Parkinson 48
      3.3.2 Exkurs: Probleme des Erlebens und Verhaltens (BPSD) bei dementen
            Patienten 54
      3.3.3 Alzheimer Krankheit und Alzheimer Demenz 61

Weiterführende Literatur 71

Teil II
Organisch bedingte psychische Störungen. Die medikamentöse
Behandlung.. 77

1. Einleitung.. 78
  1.1   Gliederung des arzneitherapeutischen Teils............................ 78

2. Ergotismus... 80
  2.1   Wirkprofile ausgewählter Mutterkorn-Alkaloide und Derivate 80
  2.2   Therapie von Vergiftungserscheinungen 81
  2.3   Ergotismus durch Wechselwirkungen....................................... 81

3. Vitamine 82
  3.1   Vitamin B$_1$; Thiamin, Eigenschaften 82
    3.1.1 Eigenschaften 82
    3.1.2 Resorption und Stoffwechsel... 82
    3.1.3 Mangelerscheinungen... 82
    3.1.4 Vorkommen 83
    3.1.5 Beeinflussung der Verfügbarkeit...................................... 83
  3.2   Wernicke-Enzephalopathie 83
    3.2.1 Therapie 83
  3.3   Wernicke-Korsakow-Syndrom 84

4. Treponemeninfektionen: Lues und Borreliose 85
  4.1   Lues (Syphilis)... 85
    4.1.2 Therapie der Syphilis.. 85
  4.2   Neuroborreliose 89
    4.2.1 Therapie und Prognose 89
    4.2.2 Übersicht Antibiotikatherapie... 90

5. Virusinfektionen 92
  5.1   Herpes-simplex-Enzephalitis (HsE) 92
    5.1.1 Therapie und Prognose 92
    5.1.2 Präparate-Beispiele.. 92
  5.2   HIV-Infektion (Neuro-AIDS) 94
    5.2.1 Substanzklassen, Medikamentenübersicht 94
    5.2.2 Therapie der HAND (HIV-1-associated neurocognitive disorder)......... 97
    5.2.3 Exkurs: Spezielle Probleme mit HIV-Arzneimitteln aufgrund
           von Wechselwirkungen 102

6. Prionkrankheiten s. Teil I... 103

7. Pathogene Antikörper 104

   7.1   Limbische Enzephalitis (LE) 104

   7.2.   Paraneoplastische Enzephalitis 105

   7.3   Nicht-paraneoplastische Enzephalitis 105

   7.4   Limbische Enzephalitis, Therapie 105

8. Parkinsonismus 108

   8.1   Therapie, Medikamente 108

       8.1.1   Therapieziele 108

   8.2   Überblick über Antiparkinsonmittel (Wirkstoffgruppen mit
          repräsentativen Vertretern) 109

9. Demenz 112

   9.1   Definition der Demenz 112

   9.2   Behandlung der Demenz 112

   9.3   Pharmakotherapie der demenziellen Syndrome 113
       9.3.1   Zielkriterien 113
       9.3.2   Antidementiva 113

   9.4   Therapieoptionen 119
       9.4.1   Acetylcholinesterasehemmer (AChE-I) 119
       9.4.2   Memantin 120
       9.4.3   Kombinationsbehandlungen 122

   9.5   Medikamentöse Therapie der Demenz bei M. Parkinson s. Teil I 122

   9.6   Demenzassoziierte Verhaltensstörungen (nichtkognitive Störungen,
          BPSD) 122
       9.6.1   Pharmakotherapie der nichtkognitiven Störungen
              (Verhaltensstörungen) 122
       9.6.2   Neuroleptika bei BPSD 123
       9.6.3   Antidepressiva 125

   9.7   Fazit für die Praxis 126

   9.8   Pharmazeutische Betreuung von Demenzpatienten und Angehörigen 127

Literatur Teil II 129

Die Autoren 133

   Prof. Dr. Hans Förstl 133

   Dr. Hans-Dieter Schweiger 133

Stichwortverzeichnis 134

Teil 1
Organisch bedingte psychische Störungen

Prof. Dr. Hans Förstl
Klinik und Poliklinik für Psychiatrie und Psychotherapie
TU München

Abkürzungsverzeichnis

+	positiver Nachweis
AA	Alzheimer Association (USA)
ABCA7	ATP-binding cassette transporter
AD	Alzheimer Demenz
ADL	activities of daily living
AIDS	acquired immunodeficiency syndrome
AMPA	alpha-amino-3-hydroxy-5-methyl-4-isoxazolepropionic acid
ANNA1	antineuronal nuclear antibody 1 = anti-Hu
ANNA2	antineuronal nuclear antibody 2 = anti-ri
ApoE	apolipoprotein E
APP	amyloid precursor protein
ARC	AIDS-related complex
ARIAs	amyloid-associated imaging abnormalities
B1	Thiamin
BDNF	brain derived neurotrophic factor
ßA4	beta-Amyloid 1-42
BIN1	bridging integrator 1
BPSD	behavioral and psychological symptoms of dementia
BSE	bovine spongiforme Enzephalitis
CASPR	contactin-associated protein-like
CASS	CAS scaffolding protein family
cCT	craniales Computertomogramm
CD2AP	CD2-associated protein
CD33	sialic acid binding Ig-like lectin
CD4	cluster of differentiation 4
CDC	Center for Disease Control
CDR	clinical dementia rating
CELF1	CUGBP elavlike family
CJD	Creutzfeldt-Jakob-Krankheit
CLU	clusterin
CMV	Cytomegalievirus
COMT	catechol-O-methyltransferase
CR1	complement component receptor 1
CRMPS	collapsin response mediator proteins
CSF	cerebrospinal fluid
CVD	cerebrovascular disease
DAT	dopamine transporter
DD	Differentialdiagnose
DLB	dementia with Lewy bodies
DSD	Demenzsyndrom der Depression

EBM	Evidenz-basierte Medizin
EBV	Epstein-Barr Virus
EEG	Elektroenzephalogramm
EPHA1	ephrin receptor A1
EPMS	extrapyramidalmotorische Symptome
FDG	Fluoro-Deoxy-Glukose
FERMT	fermitin family
FTD	frontotemporale Demenz
GABA	gamma-Amino-Buttersäure
HAD	HIV-assoziierte Demenz
HAND	HIV-associated neurocognitive disorder
HIV	human immunodeficiency virus
HLA	histocompatibility complex
HSV	Herpes-Simplex-Virus
INPP5D	inositol polyphosphate-5-phosphatase
IVIG	intravenöses Immunglobulin
LAS	Lymphadenopathie Syndrom
LGI1	leucin-rich glioma incativated 1
LSD	Lysergsäure-diethyl-amid
MAB	monoclonal antibody
MBI	mild behavioral impairment
MCI	mild cognitive impairment
MCP-1	monocyte chemotactic enzyme 1
MEF2C	myocyte enhancer factor 2
mGluR	metabotropic glutamate receptor
MMSE	mini-mental-state examination
MNS	malignes Neuroleptika-induziertes Syndrom
MP	Morbus Parkinson
MPTP	1-methyl-4-phenyl-1,2,3,4-tetrahydropyridin
MRT	Magnetresonanztomogramm
MS	multiple sclerosis
MSA	multiple system atrophy
NDH	Normaldruckhydrozephalus
NIA	National Institute of Aging (USA)
NMDA	n-methyl-d-aspartate
NME	new molecular entity
nvCJD	neue Variante der CJD
NW	Nebenwirkungen
OR	odds ratio, Chancenverhältnis
p-tau	phospho-tau
PAR	population attributable risk
PCA	posterior cortical atrophy
PCR	polymerase chain reaction

PDD	Parkinson's disease dementia
PET	Positronenemissionstomogramm
PICALM	phosphotidylinositol binding clathrin assembly factor 1
PLD3	phospholipase D3
PML	progressive multifokale Leukodastrophie
Prion	proteinaceous infectious agent
PSEN	presenilin
PSP	progressive supranukleäre Parese
PTK	protein tyrosin kinase 2ß
RDC	randomised, double-blind, controlled trial
RR	relative risk
SLC	solute carrier family
SORL1	sortilin related receptor 1
SOX	sry-like high mobility group box 1
TNF	tumour necrosis factor
TPHA	Treponema pallidum-Hämagglutinationstest
TPP	Thiaminpyrophosphat
TREM2	triggering receptor expressed on myelin cells 2
UPDRS	Unified Parkinson disease rating scale
VDRL	venereal disease research laboratory
VGKC	voltage-gated calcium channel
WHO	World Health Organization
WKS	Wernicke-Korsakoff-Syndrom
ZNS	Zentralnervensystem

1. Einleitung

Noch vor Kurzem galt die Neurologie als Lehre von den unheilbaren Krankheiten und für die psychischen Erkrankungen schienen die Heilungsaussichten ebenfalls gering. Inzwischen gehört die Entwicklung neuer Therapien für die neuropsychiatrischen Erkrankungen zu den dynamischsten Feldern in Pharmazie und Medizin. Die verfügbaren Neuro-Psychopharmaka haben mit der Wirksamkeit internistischer Medikamente mindestens gleichgezogen.

Einige Intoxikationen und Infektionen waren in der menschlichen Geschichte von erheblicher Bedeutung. Die Folgen mancher fieberhafter Erkrankungen wurden als göttliche Offenbarungen angesehen, die Neurosyphilis als Strafe für menschliches Fehlverhalten interpretiert, die erst Anfang des 20. Jahrhunderts in Papua-Neuguinea aufgetretene Kuru galt vor Ort als Ausdruck der Hexerei. Die Entzauberung dieser Mythen hat diesen und ähnlichen Erkrankungen nichts von ihrer Bedeutung genommen und zusätzlich wesentlich zur Verbesserung unserer Überlebenschancen und Lebensqualität beigetragen.

Ein weiterer Mythos, der sich allerdings weiterhin großer Popularität erfreut, ist zum Beispiel, dass ganz früher manches viel gesünder gewesen sei. Steinzeitliche Jäger und Sammler litten vermutlich seltener unter Demenz und Diabetes, hatten aber auch seltener zu essen. Ungekochtes barg ein gewisses Kontaminationsrisiko, Kochen war mit exzessiver Rauchentwicklung in Höhle oder Zelt verbunden. Unsichere ethische Standards waren nicht imstande, offene Auseinandersetzungen zu verhindern, und dies alles war einem langen Leben nicht zuträglich. Die Infektionen und Vergiftungen und mentalen Befindlichkeiten unserer Ahnen sind retrospektiv aus Knochenfunden und Höhlenmalereien nur recht rudimentär rekonstruierbar. Die Aufzeichnungen ärztlicher und pharmazeutischer Zeitzeugen aus Antike, Mittelalter und Renaissance wirken oftmals unscharf und durch Theorie verblendet. Dass wissenschaftliche Selbstkritik und Bescheidenheit verhältnismäßig spät entdeckt wurden spricht gleichzeitig gegen und für unsere Spezies: Eine gewisse intellektuelle Entwicklungsfähigkeit und Bereitschaft zu gemeinsamem Bemühen scheint gegeben. Große Sprüche waren schon geklopft (ars longa vita brevis; dosis sola facit venenum; etc.) und wurden dann auch langsam mit empirisch belastbarer Substanz gefüllt. Aber auch dies kostete enorm viel Zeit, und wissenschaftliche Erkenntnis vermochte nicht aus sich heraus gleich zu überzeugen.

Die angeblich erste kontrollierte Studie in der Medizin führte James Lind 1746 durch. 1740 hatten sich 1854 Mann mit einem Commodore Anson auf Weltumsegelung begeben und auf Anraten des britischen Royal College of Physicians zur Bekämpfung des Skorbut Vitriol mitgenommen (= Schwefelsäure, Alkohol, Zucker und Gewürze). 188 Mann kehrten 1744 lebend zurück; bei 997 von 1415 Todesfällen wurde Skorbut diagnostiziert. In einigen Ländern war schon bekannt gewesen, dass Orangen und Zitronen das Leiden nicht nur verhindern, sondern auch kurieren können. James Lind führte 1746 die angeblich erste kontrollierte Studie der Medizingeschichte durch und verabreichte jeweils zwei erkrankten Seeleuten täglich 3 x 25 Tropfen Vitriol oder 3 x 2 Esslöffel Essig oder 3 x täglich Muskatnuss als Abführmittel oder einen Viertel Liter Cider oder zwei Orangen und eine Zitrone. Den letzten beiden ging es am besten. Dennoch wurde Skorbut weiter als Hypochondrische Melancholie, Kalium-Mangel oder Ptomain-Vergiftung betrachtet und entsprechend behandelt. Es dauerte mehr als 100 Jahre, bis die Bedeutung von Vitaminen im Allgemeinen und von Vitamin C im Besonderen allgemein anerkannt wurde.

Die Verdienste des Ignaz Semmelweis (»Retter der Mütter«) um das Wohl der Gebärenden und ihrer Kinder sind legendär und müssen hier nicht näher geschildert werden. Weniger bekannt ist der »Semmelweis-Reflex«, d.h. die reaktionäre Zurückweisung neuer und gut begründeter Einsichten vom wissenschaftlichen Establishment und der Öffentlichkeit. Die ausbleibende Anerkennung seiner Erkenntnisse ließ den Autor zuletzt in offenen Briefen immer offensiver werden (*»Sollten Sie aber, Herr Hofrat, ohne meine Lehre widerlegt zu haben, fortfahren, Ihre Schülerinnen in der Lehre des epidemischen Kindbettfiebers zu erziehen, so erkläre ich Sie vor Gott und der Welt für einen Mörder!«*). Sein schwieriges und – eigentlich zu Recht – rechthaberisches Gebaren gegenüber Vertretern der geltenden und damit falschen Lehre führten zu seiner wachsenden Ablehnung und begünstigte möglicherweise zuletzt seine Unterbringung in einer psychiatrischen Klinik, in der er 1865 nach wenigen Tagen mit einer Sepsis und mehreren Knochenbrüchen zu Tode kam.

Diese beiden Beispiele belegen, dass es ist nicht einfach ist, neue Erkenntnisse zu gewinnen, aber auch keineswegs leicht neue Erkenntnisse anzuerkennen, ihren Wert gebührend einzuschätzen und danach zu handeln. Krankheiten können also sehr unterschiedliche Karrieren durchlaufen. Auf den folgenden Seiten finden sich einige Hinweise auf die vorsätzliche Unterdrückung wissenschaftlicher Einsichten etwa aus wirtschaftlichen Gründen, auf die erstaunlich nachlässige Behandlung mancher moralisch verurteilter Erkrankungen, auf das erneute Aufkeimen bestimmter Probleme im Kontext neuer Komorbiditäten und auf die Entwicklung neuer Epidemien aufgrund veränderter und durchaus besserer Lebensbedingungen. Manche Beobachtungen werfen dabei neue Aspekte auf, die sogar die scheinbar einfache Abgrenzung von Intoxikation, Infektion und Neurodegeneration in Frage stellen (s.u.).

Die lange Liste der Abkürzungen kann andeuten, worüber man hätte ausführlich schreiben können und steht sinnbildlich für die Unzulänglichkeit dieses Textes. Der Beitrag ist recht rhapsodisch, ein Abriss. Einige Themen werden nur angerissen, andere ein wenig ausführlicher betrachtet. Vieles fehlt, über das wir gerne ausführlich geschrieben hätten (z.B. die Enzephalitis lethargica, der nach dem 1. Weltkrieg weltweit in kurzer Zeit mehr Menschen zum Opfer fielen als jeder anderen bekannten ansteckenden Hirnerkrankung). Die neuen, großen Fortschritte auf dem Gebiet der Multiplen Sklerose müssten unbedingt ausführlich von einem Spezialisten dargestellt werden (nicht von uns). Bei der Herpes simplex-Enzephalitis ist eigentlich nur erwähnt, dass sie sofort und auf bloßen Verdacht hin behandelt werden muss. Auch wüsste man jetzt gerne noch mehr über die Zukunft der Alzheimer Vorbeugung oder Behandlung, als heute bekannt ist. Aber wir sind schon zufrieden, wenn durch unseren Beitrag mehr interessante Fragen aufgeworfen, als langweilige Antworten abgehakt werden – wichtig ist der Eindruck, dass vieles in Bewegung begriffen ist und zwar in die voraussichtlich richtige Richtung.

2. Epidemien und Endemien: ein Rückblick

2.1 Intoxikationen

2.1.1 Ergotismus

Im neunten Jahrhundert wurde erstmals eine Seuche beschrieben, in der die Menschen von einer abscheulichen Fäule befallen wurden, bei der die Gliedmaßen absturben und abfielen, ehe die Opfer zu Tode kamen. Der Zusammenhang zwischen diesem Heiligen Feuer (»ignis sacer«; oder Sankt Antons Feuer) und dem Mutterkornbefall (Claviceps purpurea) des Getreides unter feuchten Witterungsbedingungen wurde von Denis Dodart 1676 berichtet.

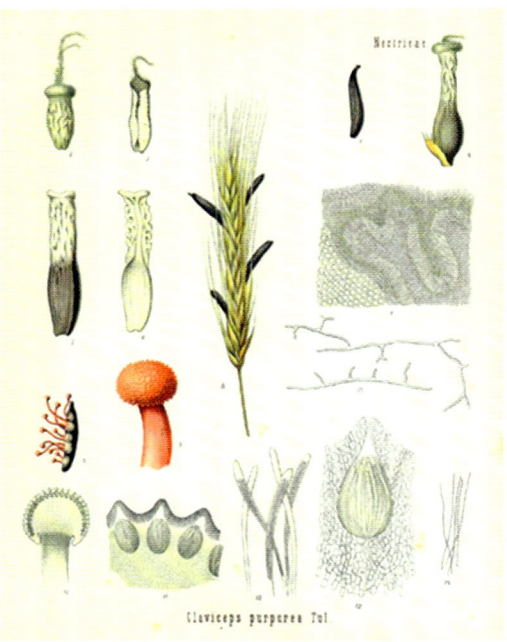

Abb. 1: Der Mutterkornpilz gedeiht vor allem auf den Ähren tropischer Gräser; die Spezies Claviceps purpurea wächst nach feuchten Monaten auch auf anderen Pflanzen, vor allem auf Getreide (MUVS, Wien).

Symptome. Ergotamine führen zu einer Vasokonstriktion vor allem in distalen Gefäßregionen einschließlich der zerebralen Endgefäße. Dabei werden zwei Prädilektionstypen des Ergotismus beobachtet (angeblich findet sich die gangränöse Form häufiger westlich und die konvulsive Form östlich des Rheins):

- *Gangränose Form des Ergotismus:* Diarrhö, Parästhesien mit Brennen am ganzen Körper (= St. Antons Feuer), Diarrhö, Gefäßkontraktion bis zur Gangrän, Verkrampfungen der Extremitäten, die in schmerzhafter Verzerrung verharren. Gangränose Veränderungen treten zunächst an Fingern und Zehen auf. Die Haut kann unterschiedliche Verfärbungen, Ödeme und bullöse Veränderungen zeigen.
- *Konvulsivische Form des Ergotismus:* Auch sie kann mit gastrointestinalen Symptomen wie Diarrhö und Erbrechen beginnen und zu Parästhesien und Kopfschmerzen übergehen. Muskelspasmen und Krampfanfälle werden durch die periphere beziehungweise zerebrale Vasokonstriktion verursacht. Dies kann auch die Entwicklung von Halluzinationen begünstigen, die aber auch direkt durch den serotonergen, halluzinogenen Effekt der Ergotamine mitbedingt werden.

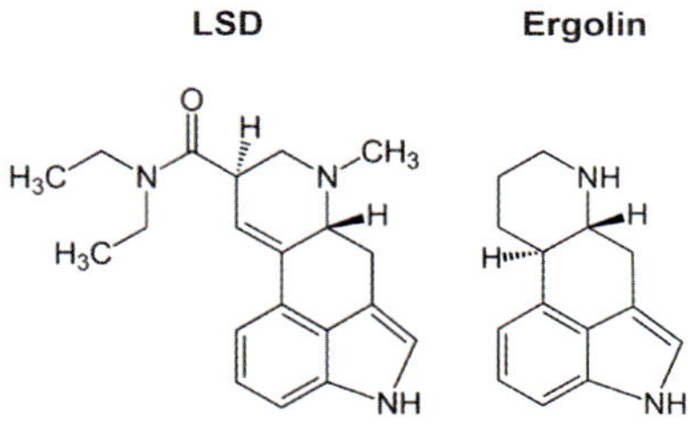

Abb. 2: Strukturformel von Lysergsäurediäthylamid (LSD) und das Grundgerüst der Ergotamine (z.B. Ergolin)

Denis Dodarts Erkenntnis über den Zusammenhang von Mutterkornbefall und Erkrankung verbreitete sich rasch, jedoch treten bis heute immer wieder Erkrankungsfälle durch kontaminierte Getreideprodukte auf. In der westlichen Welt kann dies vor allem bei Bio-Produkten geschehen. Mangelernährung und Magenulcera begünstigen möglicherweise die Aufnahme der Ergotamine. Pharmakogene Intoxikationen nach Einnahme großer Mengen von Ergotamin-Präparaten oder durch Interaktion von Ergotamin-Präparaten mit Erythromycin oder antiretroviralen Substanzen werden weiterhin beobachtet.

2.1.2 Saturnismus

Ob das Römische Reich an Bleivergiftung zugrunde gegangen ist, lässt sich schwer überprüfen. Es wird vermutet, dass weniger die verbleiten, aber innen verkalkten Wasserleitungen als der Bleizucker (Blei-II-Azetat) zum Süßen und Konservieren des Weins dazu beigetragen haben könnten. Der Süßstoff (»sapa«) wurde aus Most durch langes Kochen in Bleigefäßen hergestellt und diese Praxis wurde bis ins 18. Jahrhundert beibehalten. Bei akuter Bleivergiftung treten massive Abdominalkoliken auf. Eine solche massenhafte Kolik im damaligen Weinhandelszentrum Ulm veranlasste den Stadtarzt Eberhard Gockel 1697 zu der Schrift »De vini acidi per acetum lithargyri cum maximo bibentium damno dulcificatione«.

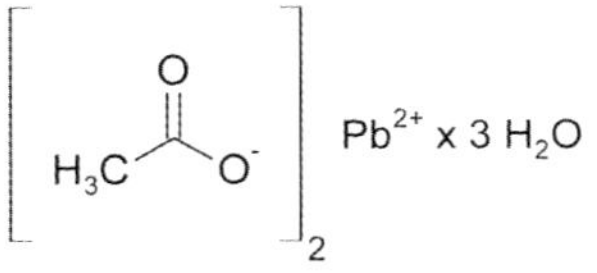

$$\left[H_3C-\underset{\underset{O^-}{\big|}}{\overset{\overset{O}{\|}}{C}} \right]_2 Pb^{2+} \times 3\ H_2O$$

Abb. 3: Strukturformel von Bleizucker (Blei-II-Azetat), der über viele Jahrhunderte als Süßstoff und Konservierungsmittel im Wein eingesetzt wurde.

Die relative leichte Gewinnung und Verarbeitung von Blei führte zum intensiven Einsatz in verschiedenen Lebens- und Arbeitsbereichen. Bereits Nicander von Colophon hatte im zweiten vorchristlichen Jahrhundert die Koliken und Paralyse als Symptome der akuten Bleivergiftung beschrieben. In der Antike waren vor allem einfache Handwerker von entsprechenden Erkrankungen betroffen, die aufgrund ihrer sozialen Schicht keine besondere wissenschaftliche Aufmerksamkeit genossen. Das medizinische Interesse wurde in der Renaissance belebt, als Goldschmiede und Maler Symptome des Saturnismus zeigten: Piero della Francesca, Caravaggio und Michelangelo, später Goya, van Gogh und die Maler großer Wandgemälde. Die Eigenwilligkeiten dieser Künstler werden von manchen Autoren auf die Bleiweiß-Exposition zurückgeführt, der bis zum 19. Jahrhundert für Künstler einzig verfügbaren weißen Farbe. Bei Beethoven fanden sich in einer Haarprobe deutlich erhöhte Bleiwerte; auch er sprach angeblich gerne gesüßtem ungarischem Wein zu und kaute intensiv an seinen Bleistiften.

Mit der wachsenden ökonomischen Bedeutung spezialisierter Gewerke wurden auch erstmals arbeitsmedizinische Fragen aufgeworfen. Agricola warnte 1556 vor der Schwermetallbelastung im Bergbau; Bernardino Ramazzini 1700 vor den Gefahren der Blechschmiede und Töpfer. Möglicherweise gehörte die Bleivergiftung in der Folge auch zu den Berufsrisiken großer Forscher, die im Zeitalter der Entdeckungsreisen erstmals Bleikonserven in großen Mengen mitführten (Beispiel: John Franklin bei der fehlgeschlagenen Erkundung der Nord-West-Passage).

Die Nervenärzte Hack Tuke und Jean-Etienne Esquirol beschrieben im 19. Jahrhundert die neuropsychiatrischen Symptome der chronischen Bleivergiftung, die »Blei-Enzephalopathie« mit schwerer Melancholie und Erschöpfung.

Die Erkenntnis, dass die Ingestion von Blei tunlichst vermieden werden soll, hat in den letzten Jahrzehnten zu weitreichenden Umstellungen in der westlichen Welt geführt (z.B. verbesserte Arbeitssicherheit, Verzicht auf bleihaltiges Benzin). Akute Bleivergiftungen werden nur noch gelegentlich als Folge von ayurvedischer Medizin, bleiversetztem Haschisch, oder von Pica – dem vorsätzlichen Verzehr ungeeigneten Materials – berichtet.

2.1.3 Mercurialismus

Seit Paracelsus wurden Syphiliskranke mit Quecksilber traktiert und erlagen nicht selten der Behandlung, ehe sie der Krankheit zum Opfer gefallen wären (»eine Nacht mit Venus, ein Leben mit Quecksilber«; siehe Neurosyphilis).

Hugenotten begannen Anfang des 17. Jahrhunderts, Quecksilbernitrat in der Filzherstellung einzusetzen und diese Technik breitete sich in viele Länder aus. In Russland, Großbritannien und USA fielen Hutmacher auf, die infolge der Exposition gegenüber Quecksilberdampf vermehrte ängstliche Erregbarkeit, Schwitzen, Ruhelosigkeit und heftigen Tremor zeigten (Erethismus). Die Symptome konnten sich bis zu heftigeren Koordinationsstörungen, Schwindel, Schlafstörungen, Gedächtnisproblemen, Verwirrtheit und Demenz steigern. Weitere Merkmale waren rote Wangen, Hände und Füße, Blutungen aus Mund und Nase, ein Verlust von Zähnen, Haaren und Nägeln.

Im viktorianischen England wurden die Bezeichnungen »mad as a hatter« oder »hatter's shakes« sprichwörtlich. Lewis Carroll verewigte den verrückten Hutmacher in Alice im Wunderland.

Anfang das 20. Jahrhunderts wurde der Anteil der unter Erethismus leidenden Filzmacher auf deutlich über 50 Prozent geschätzt. Trotz des bekannten Zusammenhangs zwischen Quecksilberexposition und Erkrankung wurden nicht in allen Ländern geeignete rechtliche Vorkehrungen zum Schutz der Arbeiter – und der Physik- und Chemielehrer – getroffen und umgesetzt.

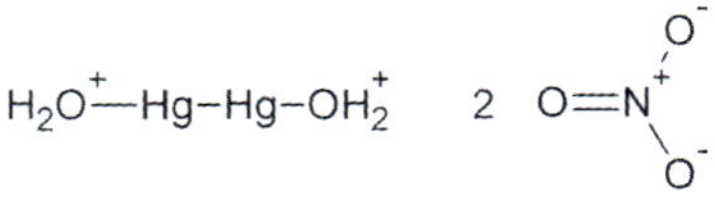

Abb. 4: Quecksilbernitrat wurde lange Zeit in der Filzherstellung eingesetzt, um die Haare von den Tierhäuten zu trennen. In nachfolgenden Trocknungsvorgängen wurde Quecksilberdampf freigesetzt.

Im April 1956 wurde im Krankenhaus der Firma Chisso auf der japanische Südinsel Kyushu ein fünfjähriges Mädchen untersucht, das nicht mehr richtig sprechen und gehen konnte und unter epileptischen Anfällen litt. Wenige Tage später kam auch ihre jüngere Schwester mit den gleichen Symptomen ins Krankenhaus. Als gleich danach in der Umgebung der Familie im Ort Minamata noch acht weitere Patienten ausfindig gemacht wurden, befürchtete man erst eine ansteckende Erkrankung. Die Gegend wurde desinfiziert, die Betroffenen und ihre Familien wurden ausgegrenzt. Interessanterweise hatten seit etwa 1950 die Katzen des Ortes eine seltsame »Katzentanzkrankheit« (»neko odori byo«) entwickelt; sie hatten sich von Fischabfällen der umliegenden Haushalte ernährt.

Insgesamt waren fast zwanzigtausend Menschen von der Erkrankung betroffen. Sie litten unter sensorischen Störungen (Sehen, Hören, Geschmack), motorischen Symptomen (Ungeschicklichkeit der Hände, Ataxie, Dysarthrie) und psychischen Problemen von soziophob-reizbarem Rückzug zu Disinhibition oder Lethargie, kognitiven Defiziten bis zur schweren Demenz, kompletter Antriebslosigkeit (akinetischer Mutismus) bis zum Koma. Die Mortalität betrug im ersten Jahr nach Entdeckung der Erkrankung 35 Prozent.

$$H_3C\!-\!Hg^+ \; X^-$$

Abb. 5:   Methylquecksilber fiel in Minamata und in anderen Regionen als Nebenprodukt katalytischer Prozesse an.

Meeresfisch stellte für viele Familien die Hauptnahrungsquelle dar. Innerhalb eines Jahres wurde klar, dass es sich um eine Schwermetallvergiftung handeln musste; der Verdacht richtete sich zunächst in erster Linie auf Thallium oder Mangan. Es dauerte noch mehrere Jahre, bis Methylquecksilber als wesentlicher pathogener Faktor identifiziert wurde, und noch länger, bis ein Fertigungsprozess und die unkontrollierte Abfallentsorgung bei der Firma Chisso als Giftquelle dingfest gemacht werden konnten. Erst mehr als zehn Jahre später wurde die Produktion des Giftstoffes eingestellt. Sowohl die Stellungnahmen von Seiten der Industrie als auch der Politik waren vorsätzlich verschleiernd. In der Gegend sind noch nach über 50 Jahren toxische Mengen von Methylquecksilber festzustellen. 1964 kam es wiederum in Japan zu einer Massenvergiftung mit Methylquecksilber an einem anderen Ort in der Präfektur Niigata. Seither sind ähnliche Quecksilbervergiftungen im Zusammenhang mit Bergbau in Kanada, China und am Amazonas aufgetreten. Außerdem kam es in den letzten Jahren wiederholt zu endemischen Vergiftungen in Pakistan, Irak und Guatemala, wo Fungizid-behandelte Saatkörner nicht gesät, sondern gegessen wurden. Als Fungizide waren Methylquecksilberverbindungen verwendet worden. Die Erkrankungen wurden fälschlich für Ergotismus gehalten.

Tabelle 1: Schwermetallvergiftungen in Japan (»The Four Big Pollution Disease of Japan«). Diese endemisch verbreiteten, schweren Intoxikationen sind von vorwiegend historischer und exemplarischer Bedeutung.

Ort/Bezeichnung	Jahre	Toxin	Folgen
Toroku	1920-41 1955-63	Arsen in Luft und Wasser	Haut- und Lungenveränderungen mit maligner Entartung, Neuritis
Itai-Itai (»Aua-Aua«) / Toyama	1912 ff.	Cadmium im Wasser	Schmerzhafte Osteomalazie, Nierenversagen
Minamata	1956-70	Methylquecksilber im Wasser	Sensomotorische Polyneuropathie, Demenz, Koma
Niigata	1964	Methylquecksilber im Wasser	Siehe Minamata

Diese Beispiele illustrieren die Gefahren in einer technisierten Gesellschaft mit dynamischer industrieller Entwicklung. Es ist zu befürchten, dass die Folgen der derzeitigen Umweltverschmutzung in vielen Bereichen der Erde weit weniger prägnant an die Öffentlichkeit gelangen, jedoch von weit größerer epidemiologischer Bedeutung sein werden.

2.2 Hypovitaminosen

2.2.1 Beri-Beri

Jakob de Bont fiel 1630 auf Java ein Krankheitsbild auf, bei dem die Patienten heftig mit den Knien zitterten und angeblich liefen wie die Schafe. Erst als Takaki Kanehiro 1884 eine Umstellung der einseitigen Ernährung mit ungeschältem Reis empfahl, sank in der japanischen Flotte die Zahl der Erkrankungsfälle bei den einfachen Rängen (Offiziere waren vielseitiger verpflegt worden). Auch nachdem Christiaan Eijkman 1897 im Tierexperiment nachgewiesen hatte, dass ungeschälter Reis der Entwicklung von Beri-Beri vorbeugen kann, wurde Beri-Beri noch bis in 20. Jahrhundert hinein für eine Infektionskrankheit gehalten.

Symptome. Die zwei Hauptformen dieser Erkrankungsgruppe wurden als »trocken« bezeichnet, wenn vor allem das periphere Nervensystem betroffen ist und als »feucht«, wenn internistische, vor allem kardiovaskuläre Probleme überwiegen. Dazu kommen die infantile Erkrankungsform bei schweren Mangelerscheinungen der Mütter und die vor wenigen Jahren abgegrenzte gastrointestinale Variante.
– *Trockene Beri-Beri* (»endemische Neuritis«): Dazu gehören sensomotorische Symptome mit Parästhesien an Händen und Füßen, Schmerzen, Kraftlosigkeit und Gangstörungen – diese Symptome sind vorwiegend auf eine axonale und demyelinisierende Polyneuropathie zurückzuführen; ferner Nystagmus, Sprech- und Sprachstörungen, Reizbarkeit und Verwirrtheit aufgrund einer ZNS-Beteiligung.
– *Nasse Beri-Beri:* Deren Merkmale sind Gefäßdilatation, gesteigerte Herzfrequenz, Herzinsuffizienz (high-output failure), Beinödeme (aufgrund von Herzinsuffizienz und erhöhter Gefäßpermeabilität), venöse Stauung und Dyspnoe.

Beide Erkrankungen sind in der westlichen Welt äußerst selten und meist durch geeignete Vitamingabe zu kurieren. Die wenigen Patienten, die ich kennengelernt habe, litten unter trockener Beri-Beri und litten entweder unter einer schizophrenen Psychose oder kamen aus Apotheker- und Ärztehaushalten, wo ihnen im Rahmen einer Folie a deux unter bizarrsten Vorstellungen über viele Jahre eine Spezialdiät gewährt wurde.

2.2.2 Wernicke-Enzephalitis

Carl Wernicke beschrieb 1881 an drei Berliner Patienten eine akute, lebensbedroh-liche Erkrankung, mit Hirnnervenlähmung, Ataxie und Delir (es handelte sich da-bei nicht allein um die Folge von chronischem Alkoholismus). Alle drei verstarben rasch und in der grauen Substanz des oberen Hirnstamms fanden sich massive Ein-blutungen (»Polioencephalitis haemorrhagica superior«).

Symptome. Die Wernicke Enzephalitis, auch Wernicke-Symptome (WKS), beginnt meist akut mit
– einem Verwirrtheitszustand oder anderen psychischen Auffälligkeiten bei mehr als 80 Prozent der Patienten,
– Hirnnervenlähmungen, meistens Augenmuskelstörungen mit internukleärer Ophthalmoplegie und Nystagmus;
– Ataxie inklusive Kleinhirnzeichen und Gleichgewichtsstörungen.

Diese klassische diagnostische Trias wird nur von 20 Prozent der Patienten erfüllt, sodass die Verdachtsdiagnose bereits bei Vorliegen von zwei der folgenden vier Merkmale gestellt werden sollte:
– Äußere Augenmuskelstörungen,
– zerebelläre Symptome,
– Gedächtnisstörungen (oder andere psychische Veränderungen),
– Hinweise auf Mangelernährung.

Zusätzlich können sich Bewegungsstörungen (Tonusveränderungen, Paresen, Dys-kinesien, Dysdiadochokinese, Dysarthrie, Dysphagie), vegetative Symptome (Hy-potonie, Tachykardie, Hypo-, Hyperthermie) sowie Stupor und Koma entwickeln.
 Die Wernicke-Enzephalopathie weist – unbehandelt – eine Letalität von 20 Pro-zent auf. Achtzig Prozent der unbehandelten Überlebenden können ein amnes-tisches Korsakow-Syndrom entwickeln. Differentialdiagnostisch stellt sich bei vie-len Patienten die Frage nach einer akuten Alkoholintoxikation oder einem Entzug. Andere Formen beginnender Comata müssen erwogen werden.
 Unabhängig von möglichen Differentialdiagnosen und ohne eindeutige Bestäti-gung der Diagnose muss bereits beim Verdacht auf ein Wernicke-Syndrom umge-hend (= gleich, sofort!) mit einer parenteralen Thiamin-Behandlung begonnen wer-den, die in der Folge auf eine längerfristige enterale Behandlung umgestellt wird.

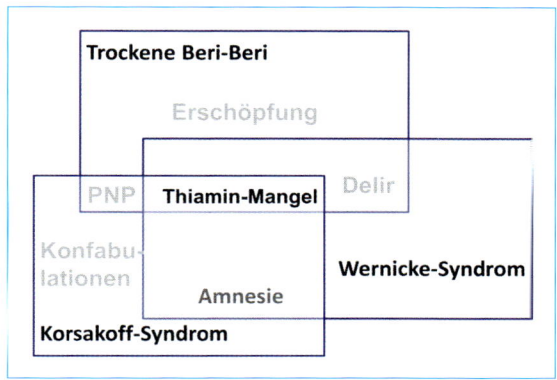

Abb. 6: Die typischen Formen der Thiaminmangelzustände überlagern sich symptomatisch.

2.2.3 Korsakow-Syndrom

Nahezu zeitgleich zu Wernicke beschrieb Sergej Korsakoff, das »polyneuritisch-amnestische Syndrom« als schwere und chronische Alkoholfolgekrankheit. Das häufig in einem Atemzug genannte Wernicke-Korsakoff-Syndrom (WKS) stellt also eigentlich die chronische und oft irreversible Residualsymptomatik jener meist Alkohol-kranken Personen dar, die das akute Wernicke-Delir überlebt haben und nun unter einer schweren Störung des Neugedächtnisses leiden. Im Jargon wird das WKS meist gleichbedeutend mit einem amnestischen Syndrom verwendet, ohne Ansehen der Ätiologie und unabhängig davon, ob eine Polyneuropathie vorliegt oder nicht.

Symptome. Das chronisch-irreversible amnestische Korsakoff-Syndrom kann auch ohne vorhergehende akute Wernicke Encephalopathie entstehen. Herausragendes Charakteristikum ist die hochgradige Gedächtnisstörung (»Amnesie«), wobei es sich genauer gesagt um eine sogenannte anterograde Störung, eine Störung des Neugedächtnisses handelt und in geringerem Masse auch um eine retrograde Gedächtnisstörung. Der Betroffene kann sich also nichts Neues einprägen und es fällt ihm schwerer, Vergangenes, das er bereits gelernt hatte, zu erinnern. Desorientiertheit ist die Folge. Ferner wäre noch zu ergänzen, dass fast nur das explizite Gedächtnis betroffen ist – also jenes, über das man so gut sprechen kann, – und nicht das implizite, mit dem motorische, emotionale und situative Inhalte gespeichert werden.

Die Patienten sind häufig erstaunlich indifferent ihren eigenen Schwierigkeiten gegenüber und füllen mitunter die Gedächtnislücken mit inhaltsleeren Phrasen oder phantasievollen Geschichten (Konfabulationen), die den Zuhörer zunächst überzeugen und beeindrucken können, bei allzu großer Phantasie, mangelnder Plausibilität oder zu häufiger Wiederholung irritieren.

Laut Erstbeschreibung ist die Polyneuropathie eigentlich Teil des Korsakow-Syndroms. Wie erwähnt wird der Begriff meist liberal und als Synonym des amnestischen Syndroms verwendet. Polyneuropathien bei Alkoholabhängigkeit sind häufig und finden sich bei mindestens 10 Prozent der Patienten.

Andere schwere Komplikationen des chronischen Alkoholgebrauchs sind das sogenannte *Marchiafava-Bignami-Syndrom* mit einer Demyelinisierung und Atrophie von Balken und Marklager, das früher häufiger in Regionen beobachtet wurde, in denen der Genuss von reichlich Rotwein selbstverständlicher Ernährungsbestandteil war. Die *zentrale pontine Myelinolyse* ist ein ebenfalls lebensbedrohliches Krankheitsbild mit Störung der Vigilanz und der Hirnnervenfunktion, das früher fast ausschließlich bei schwerem Alkoholismus beobachtet und postmortal diagnostiziert wurde. Seit Einführung hochauflösender struktureller Bildgebungsverfahren ist bekannt, dass non-letale Formen der zentralen pontinen Myelinolyse auch bei intensiv-behandelten Patienten und nach zu raschem Ausgleich einer Elektrolytimbalanz auftreten können.

Pathophysiologie. Gemeinsamer Nenner dieser phänotypisch varianten Krankheiten ist der Thiamin-Mangel (Vitamin B1). Die Resorptionsrate des Thiamin ist im Duodenum auf 4,5 mg/d begrenzt. Die Thiaminspeicher des Menschen sind nach 18 Tagen zur Hälfte aufgebraucht. Der Thiaminbedarf beträgt 0,5 mg / 1000 kcal und kann durch eine Reihe von Faktoren erhöht werden. Damit kommen als Ursachen eines akuten Thiaminmangels in Frage:
– Diät: einseitige, Thiamin-arme Ernährung z.B. Beri-Beri, Alkoholismus, lange parenterale Ernährung ohne Thiamin-Zusatz, Behandlung auf Intensivstationen mit schwerer Grunderkrankung, Gefängnisaufenthalt in Drittweltländern, Hungern (inklusive Hungerkuren), Polarexpeditionen (polar anemia), ...
– Störung der Aufnahme: Hyperemesis gravidarum, bariatrische Chirurgie, gastrointestinale Erkrankungen, ...
– Erhöhter Bedarf: z.B. bei hohem Kohlenhydrat-Angebot wie Glukose-Infusion, onkologischen oder entzündliche Erkrankungen, AIDS, Dialyse, Nierenerkrankungen und Alkoholentzug; aber auch in der Schwangerschaft und Stillzeit.

Zwei bis drei Prozent der Alkoholsüchtigen entwickeln ein WKS; damit tritt das WKS bei diesem Personenkreis 15 Mal häufiger auf als bei nicht-alkoholabhängigen Personen. Da mehr als ein Drittel der Alkoholiker einen Thiaminmangel aufweisen, müssen aber weitere (genetische?) Faktoren einen Beitrag zum Entstehen der zugrundeliegenden Hirnveränderungen leisten.

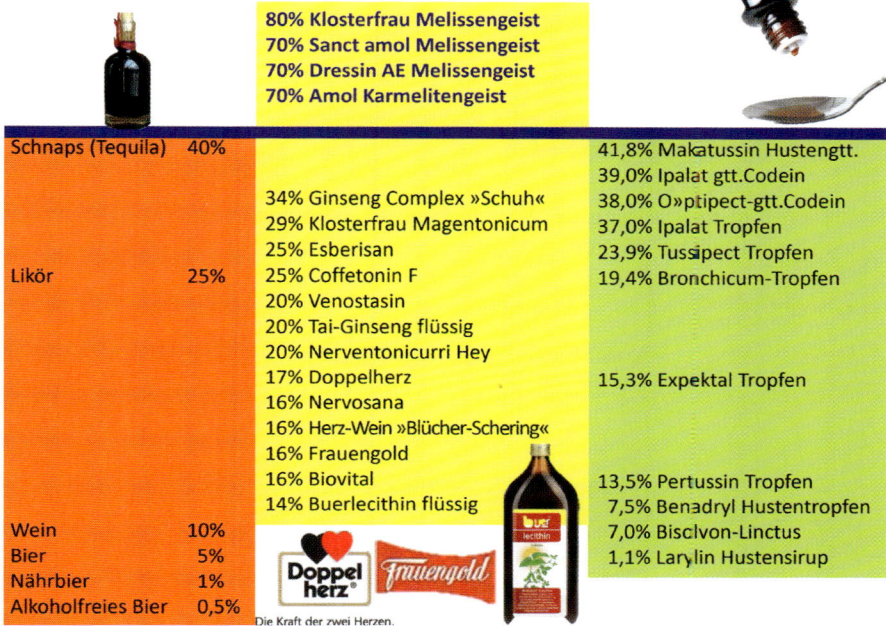

	80% Klosterfrau Melissengeist	
	70% Sanct amol Melissengeist	
	70% Dressin AE Melissengeist	
	70% Amol Karmelitengeist	
Schnaps (Tequila)	40%	41,8% Makatussin Hustengtt.
		39,0% Ipalat gtt.Codein
	34% Ginseng Complex »Schuh«	38,0% O»ptipect-gtt.Codein
	29% Klosterfrau Magentonicum	37,0% Ipalat Tropfen
	25% Esberisan	23,9% Tussipect Tropfen
Likör	25% 25% Coffetonin F	19,4% Bronchicum-Tropfen
	20% Venostasin	
	20% Tai-Ginseng flüssig	
	20% Nerventonicurri Hey	
	17% Doppelherz	15,3% Expektal Tropfen
	16% Nervosana	
	16% Herz-Wein »Blücher-Schering«	
	16% Frauengold	
	16% Biovital	13,5% Pertussin Tropfen
	14% Buerlecithin flüssig	7,5% Benadryl Hustentropfen
Wein	10%	7,0% Bisolvon-Linctus
Bier	5%	1,1% Larylin Hustensirup
Nährbier	1%	
Alkoholfreies Bier	0,5%	

Abb. 7: Alkoholika aus Lebensmittelhandel, Drogerie und Apotheke. Scheinbar bekömmliche Elixiere besitzen den höchsten Alkoholgehalt. Da auch andere z.B. genetische Faktoren eine Rolle spielen ist Herstellern, und Händlern nicht allein die Verantwortung für die Entwicklung der Alkoholfolgekrankheiten anzulasten.

Thiamin ist ein entscheidender Kofaktor für Pyruvatdehydrogenase, Transketolase und Ketoglutaratdehydrogenase. Thiaminpyrophosphat (TPP) spielt eine wesentliche Rolle im Citronensäurezyklus und ist damit neben vielen anderen zentralen Funktionen an der Synthese von GABA und Glutamat beteiligt. Ein Thiaminmangel führt zunächst zu einer verminderten Aktivität der alpha-Ketoglutaratdehydrogenase und einem Ödem von Neuronen und Gliazellen. Danach nimmt die Transketolase-Aktivität der Astrozyten ab; die Endothelfunktion wird bei ansteigendem NO beeinträchtigt; die Glutamatkonzentration steigt und zytotoxische Mechanismen führen zu einer weiteren Zunahme des Zellödems; die Blut-Hirnschranke bricht zusammen und es kommt zu irreversiblen strukturellen Hirnläsionen.

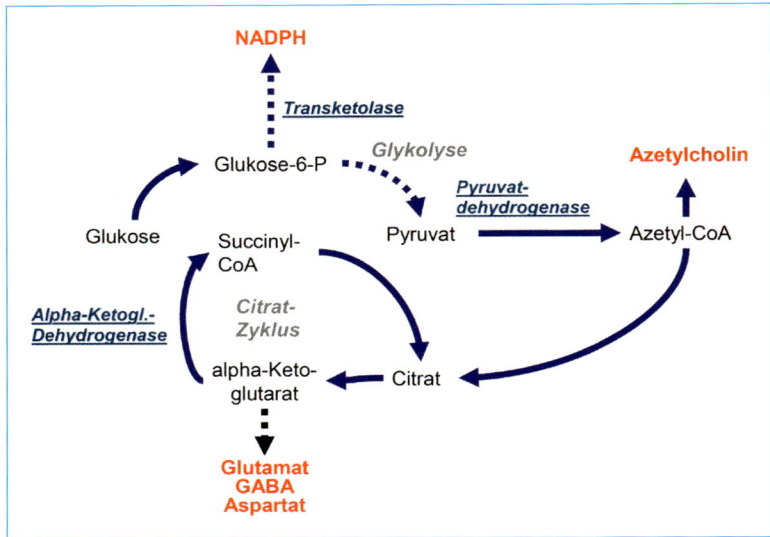

Abb. 8:   Thiamin ist Koenzym von alpha-Ketoglutarat-Dehydrogenase, Transketolase und Pyruvatdehydrogenase.

Neuropathologie. Der Thiaminmangel kann zu unterschiedlichen Läsionen im peripheren und zentralen Nervensystem führen. Eine gemeinsame Eigenschaft aller betroffenen Zelltypen ist die hohe Stoffwechselaktivität, die eben nicht nur Neuronen mit langen Axonen, sondern auch manche Gliazellen für sich reklamieren können. So werden nicht nur die Neuronen mit den besonders langen Axonen des peripheren Nervensystems und die ständig lernaktiven Neuronen des limbischen Systems Opfer des Thiamin-Mangels und der resultierenden Energiekrise, sondern auch Hüllzellen, welche die Axone im zentralen und im peripheren Nervensystem mit immens breiten und langen Myelinflächen vielfach umwickeln, die bis ins letzte Ende dieser ausgedehnten Areale aus einem kleinen, metabolisch hochaktiven Zellsoma heraus ernährt werden müssen.

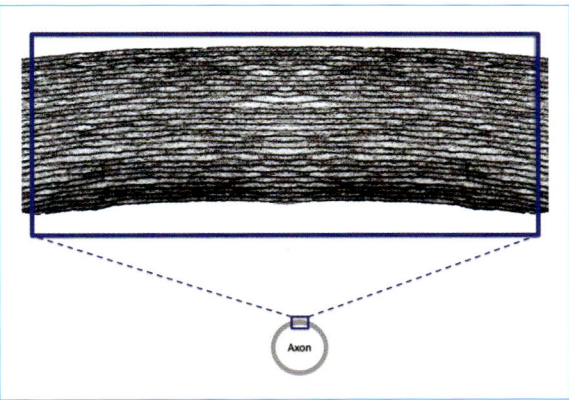

Abb. 9: Myelinscheiden; vergrößerter Ausschnitt einer elektronenmikroskopischen Aufnahme. Die vielen Schichten der Myelinscheiden müssen aus marginal gelegenen Zellkörpern versorgt werden.

Zum limbischen System gehören unter anderem Teile des Thalamus (Nukleus dorsomedialis) und Frontallappens sowie des Tectum, periaquäduktalen Höhlengrau und die Flaschenhalsstruktur der Corpora mamillaria. Die Läsionen in diesen Gedächtnis-relevanten Zentren führen zu einer Diskonnektion, zu einer Auflösung jener neuronalen Netze, deren wiederholte Oszillationen die Voraussetzung eines erfolgreichen Lernvorgangs bilden.

Tabelle 2: Typische morphologische Merkmale unterschiedlicher Thiamin-Mangel-zustände des Zentralnervensystems.

Erkrankung	Betroffene Hirnareale
Trockene Beri-Beri	Neben der axonalen und demyelinisierenden PNP können auch die Hinter- und Vorderhörner des Rückenmarks betroffen sein
Wernicke-Enzephalopathie	»Polioencephalitis haemorrhagica superior« mit Einblutungen in Kerngebiete des limbischen Systems
Korsakow-Syndrom	Chronische Läsionen mit Nervenzellverlust und Atrozytose in Thalamus, Corpora mamillaria und anderen Arealen
Marchiafava-Bignami Syndrom	Einblutung und Demyelinisierung in Corpus callosum und Marklager
Zentrale pontine Myelinolyse	Demyelinisierung im Bereich der Brücke (Pons)

Diese Veränderungen sind in der hochauflösenden Kernspintomographie durch eine veränderte Signalintensität sichtbar zu machen. Mikroskopisch sind axonale und synaptische Läsionen, eine reaktive Astrozytose und Hämorrhagien nachzuweisen.

Zwei Prozent der Autopsien zeigen Merkmale einer Polioenzephalitis, bei alkoholkranken Personen sind es mehr als 10 Prozent. Bei 85 Prozent dieser Patienten war klinisch keine Diagnose eines WKS gestellt worden. Gelegentlich lassen sich jedoch rückblickend Anhaltspunkte für damals unerkannte Symptome und Zeichen gewinnen. Dies bedeutet gleichzeitig, dass Thiamin-Mangel und Wernicke-Enzephalopathie erst nach längerem Verlauf zu diagnostisch eindeutig erkennbaren Symptomen führen.

2.3   Infektionen

2.3.1 Neurosyphilis

Es wird behauptet, Kolumbus habe die Syphilis am 15. März 1493 aus der neuen Welt mitgebracht. Bereits während der Belagerung von Neapel durch König Karl VIII. im Jahr 1495 verbreitete sie sich epidemisch, erreichte Frankreich und Deutschland, 1497 Grossbritannien, 1500 Skandinavien, Russland und die meisten Mittelmeerländer. Paracelsus und van Swieten empfahlen Quecksilberkuren. Noch 1894 wurde eine injizierbare Quecksilberchloridlösung entwickelt.

1905 war es Schaudinn und Hoffmann gelungen, den Erreger Spirochaeta pallida im Dunkelfeldmikroskop sichtbar zu machen. 1906 beschrieb Wassermann einen serologischen Antikörper-Test zum Syphilis-Nachweis (Komplement-Fixationstest). Ab 1906 entwickelte Paul Ehrlich die antibiotischen Effekte der Arsen-Verbindung Arsphenamin (Salvarsan), das zwar wirksamer war als Quecksilber, aber über längere Zeiträume injiziert werden musste und zu erheblichen Nebenwirkungen führte.

Angeblich standen um 1900 mehr als zwanzig Prozent der Aufnahmen in Nervenkliniken im Zusammenhang mit einer Neurosyphilis, vor allem mit deren Spätformen progressive Paralyse oder Tabes dorsalis. Die verfügbaren Behandlungsansätze waren weiterhin durch ein ungünstiges Verhältnis von Wirkung und Nebenwirkungen charakterisiert. Die Prognose der »Paralytiker« war entsprechend prekär. Vor diesem Hintergrund wirkt die Beobachtung Wagner von Jaureggs über die Besserung des Zustandbilds von Patienten mit unterschiedlichen neuropsychiatrischen Erkrankungen einschließlich der progressiven Paralyse nach fieberhaften Infekten konstruktiv und sein Einsatz der Malaria-Kur bahnbrechend. Malaria war 1917 bereits mit Chinin behandelbar.

Die Situation der Patienten besserte sich allerdings erst grundsätzlich mit der verbesserten Diagnostik und der breiteren Verfügbarkeit von Penicilin nach 1943. Die Erkrankung war in Westeuropa selten geworden, bis die Inzidenz seit Mitte der achtziger Jahre im Gefolge von AIDS wieder anstieg.

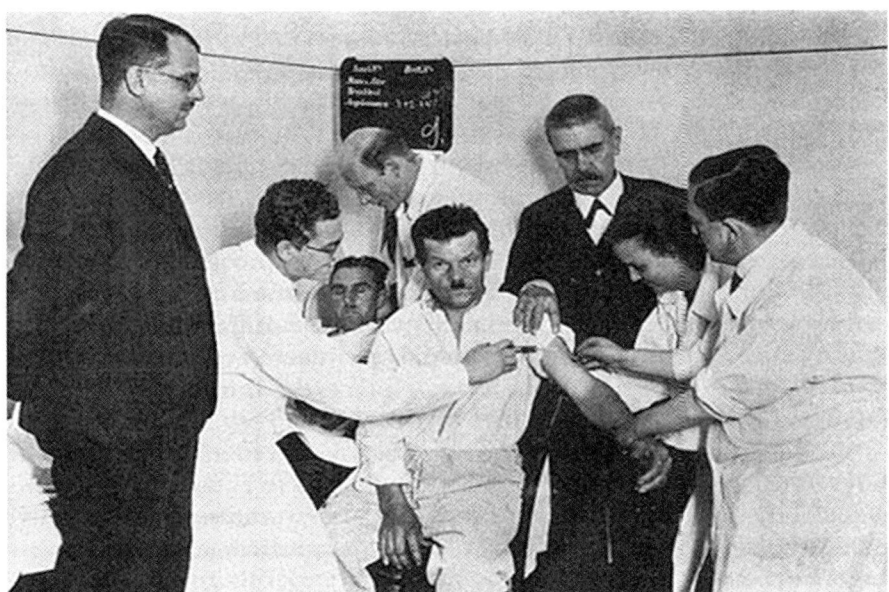

Abb. 10: Julius Wagner von Jauregg (im Hintergrund mit Stiftenkopf, Schnurrbart und Stehkragen) und sein Expertenteam bei der Behandlung eines Patienten. Möglicherweise soll die Inokulation mit Malaria-Plasmodien dargestellt werden (Quelle: Wikimedia).

Symptome. Während vorher dicke Bücher ausschließlich den vielen Symptomen der Syphilis und der Neurosyphilis gewidmet worden waren, nahmen die klinischen Kenntnisse über die Erkrankung mangels praktischer Erfahrung bis 1990 ab. Frauen stellen die Minderheit der Neuerkrankungen dar. In mehr als 80 Prozent handelt es sich um homosexuelle Männer mit einer Häufung in Großstädten. Eine ZNS-Beteiligung läuft häufig ohne klinische greifbare Symptome ab. Eine leichte Mitreaktion des Zentralnervensystems ist in 30 Prozent während des Sekundärstadiums und Latenzstadiums möglich. Unbehandelt entwickeln etwa 10 Prozent der infizierten Männer und 5 Prozent der Frauen neuropsychiatrische Symptome. Eine Neurosyphilis kann sich bei unbehandelten, mit Treponema pallidum infizierten Patienten noch nach Jahren bis Jahrzehnten entwickeln.

Tabelle 3: Stadieneinteilung der Syphilisinfektion.

Stadium	Zeitraum	Symptomatik
Primär	2 bis 4 Wochen nach Infektion	Schmerzloser Schanker meist an Genitalien, auch an Perineum, Anus, Rektum, Lippen, Schlund, Händen
Sekundär	2 bis 8 Wochen nach Verschwinden des Schanker	– Symptomarm oder – vielgestaltige systemische Symptome wie Fieber, Kopfschmerz, Athralgie, Myalgie, Pharyngitis, Lymphadenopathie, makulopapuläre Effloreszenzen meist am Rumpf, aber auch an Handfächen und Sohlen; gräulich-warzige Läsionen (Condylomata lata) meist auf der genitalen Mukosa; selten Iritis, Alopezie – Frühe Neurosyphilis (< 1 Jahr nach Infektion): Meningovaskulitis mit Hirnnervenlähmungen
Tertiär, Spätsyphilis	Mehr als 1 Jahr bis mehrere Jahrzehnte nach Erstinfektion	– Kardiovaskulär: Aortendilatation, Regurgitation, Carotisstenose – Granulomatöse Läsionen (Gummen): in verschiedenen Organen einschl. Gehirn, Knochen, Haut – Späte Neurosyphilis (>1 Jahr nach Infektion): progressive Paralyse, Demenz, Tabes dorsalis (»Auszehrung« des Hinterhorns)
Latent		Seropositivität ohne Symptome

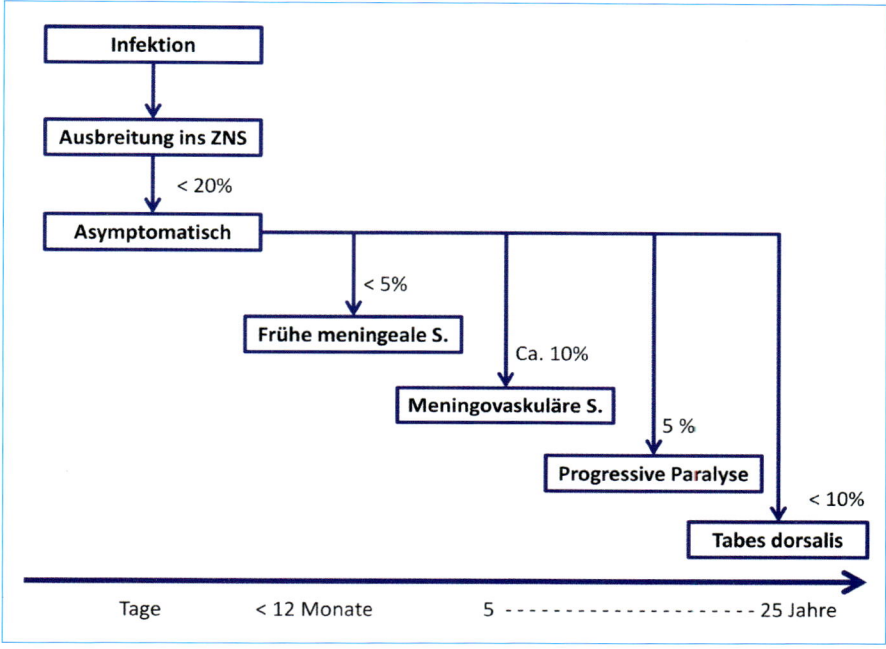

Abb. 11: Neurosyphilis – die ZNS-Beteiligung der Syphilis-Infektion vom frühen meningealen Syndrom bis zur Spätsyphilis.

Meningovaskuläre Neurosyphilis. Im Mittel entwickelt sich die meningovaskuläre Neurosyphilis etwa sechs Jahre und mehr nach der primären Infektion mit Treponema pallidum. Im Vordergrund stehen meningeale, andere neurologische (Hör- und Sehstörungen, Schwindel), affektive und kognitive Beschwerden. Thromboembolien können zu rezidivierenden zerebralen Ischämien führen. In diesem Stadium muss die Erkrankung gegen zerebrale Raumforderungen anderer Genese abgegrenzt werden. Zu unterscheiden ist eine meningitische Form (Kopfschmerzen, Hirnnervenläsionen, Schädigung des N. opticus, Hydrozephalus) von einer vaskulitischen Form (Mono- oder Hemiparese, Hirnstammläsionen, Schwindel, Hörverlust, Epilepsie, kognitive Defizite). Ursache ist die thrombotische Endarteriitis mittelgroßer Arterien an der Hirnbasis (A. cerebri media und A. basilaris).

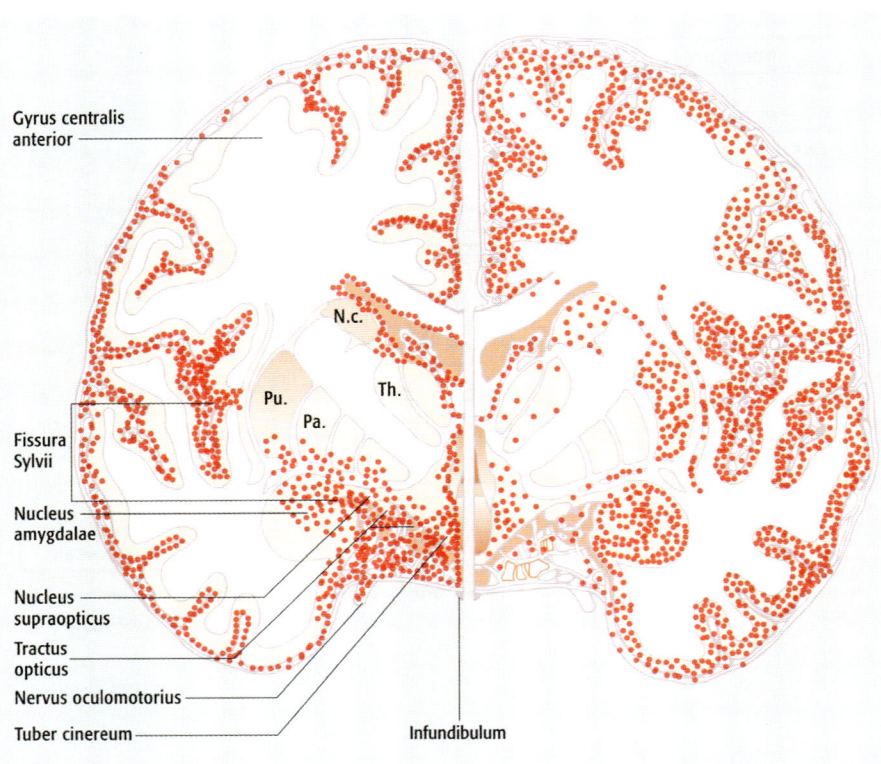

Abb. 12: Ausbreitung der entzündlichen Veränderungen bei der meningovaskulären Syphilis (linke Bildhälfte) und der Veränderungen bei progressiver Paralyse (rechte Bildhälfte; Collage nach Spatz,
Zeitschrift für Neurologie, 1926).

Progressive Paralyse. Nach einem neurasthenischen Vorstadium können sich 10
bis 25 Jahre nach der Infektion depressive Störungen, Größenideen und kognitive
Probleme entwickeln.

Die folgenden drei Prototypen werden meist differenziert:

– depressiv-hypochondrisch
– expansiv-manisch (»klassische Form«)
– stumpf

Diese drei Formen können sich vermischen. Die Beteiligung des Frontalhirns erklärt die frühe Persönlichkeitsveränderung sowie apathisch-depressiv oder disin-
hibiert-manisch anmutende Verhaltensauffälligkeiten. Psychotische Symptome wie
Wahn und Halluzinationen sind in diesem Stadium häufig. Pupillenstörungen wie
Anisokorie und Entrundung sowie typischerweise kleine, nicht auf Licht, aber auf
Konvergenz reagierende Pupillen (Argyll-Robertson-Phänomen) sind die charak-
teristischen neurologischen Symptome. Im Gesichtsbereich können sich periorales

mimisches Beben, Zuckungen und Tremores bei ansonsten schlaffem Gesichtsausdruck (Paralytikergesicht) zeigen. Gangstörungen weisen auf eine Hinterstrangläsion (Tabes dorsalis) hin.

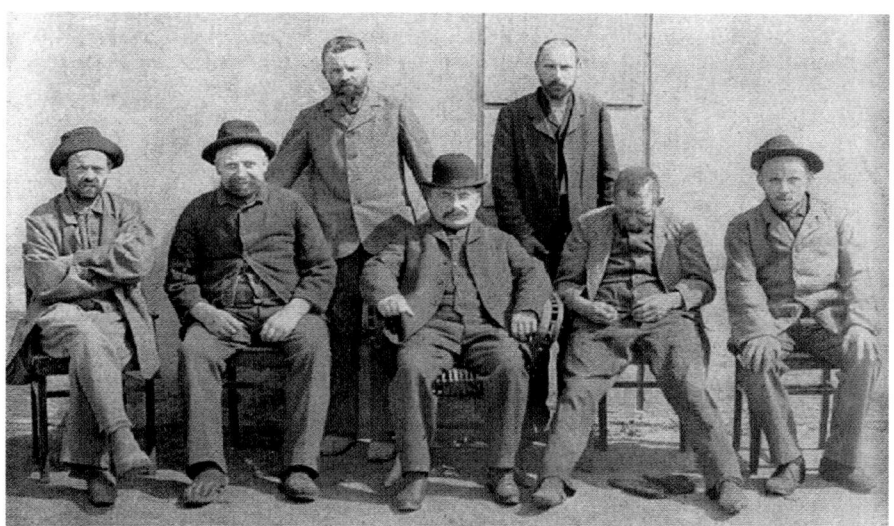

Abb. 13: »Gruppe von Paralytikern« (Fotografie aus O. Bumke, Lehrbuch der Geisteskrankheiten; in mehreren Auflagen. Bergmann Verlag, München)

Tabes dorsalis. Nach 10 bis 20 Jahren kann eine Degeneration der Hinterstränge auftreten. Symptome und Zeichen sind Ataxie, Areflexie, Parästhesien, einschießende (»lanzinierende«) Schmerzen, Störungen der Blasen- und Darmreflexe, *Syphilis und HIV.*

Bei etwa 15 Prozent der Patienten mit Syphilis besteht eine Koinfektion mit HIV. Dabei kann es zu klinisch atypischen und foudroyanten Verläufen der Syphilis kommen. Umgekehrt erhöht eine Syphilis die Empfänglichkeit für HIV um etwa das 2- bis 4-Fache und die Infektiosität von HIV um das 2- bis 9-Fache. Bei HIV-seropositiven Patienten wurde eine rasche Progredienz der Syphilis innerhalb von Monaten vom Sekundär- zum Tertiärstadium beobachtet. Gehäuft sind eine okuläre Beteiligung und eine Beeinträchtigung der Blut-Liquor-Schranke mit symptomatischer ZNS-Infektion in Form einer frühen Neurosyphilis. Die Spätsyphilis kann bei HIV-Infizierten im Verlauf früher auftreten als bei HIV-negativen Personen. Bei HIV-Infektion ist die frühe Neurosyphilis gekennzeichnet durch Übertritt der Treponemen in den Liquorraum. Bei HIV-seropositiven Personen ist die Elimination von Treponema pallidum begrenzt. Bei latenter Syphilis oder unklarem Infektionszeitpunkt sollte bei HIV-Infizierten deshalb immer eine Liquordiagnostik erfolgen.

Labor. In 90 Prozent der unbehandelten Fälle ist die VDRL-Mikroflockungsreaktion in Blut und Liquor positiv. Der Titer normalisiert sich nach erfolgreicher Behandlung. Die FTA-Absorptionsreaktion und der TPHA-Test liefern in der Regel noch über längere Zeit pathologische Ergebnisse. Das Liquor-Eiweiß, vor allem die Globulinfraktion mit intrathekaler IgG- und IgM-Synthese, und die Lymphozytenzahl sind erhöht. Die Pleozytose nimmt nach erfolgreicher Behandlung rasch ab.
- TPHA: Erreger-spezifische Serologie, entdeckt Treponema-spezifische Antikörper im Blut; spricht früher an, hohe Spezifität, geringe Rate falsch positiver Ergebnisse; oft anhaltende humorale Reaktion (> 10 Jahre)
- VDRL: identifiziert Antikörper gegen Cardiolipin im Blut, Titer korrelieren mit Behandlungserfolg, falsch positive Ergebnisse bei Schwangerschaft sowie bei Autoimmunerkrankungen, Lymphom, Malaria und Leberzirrhose.

Bei anamnestischen Hinweisen auf eine Syphilis-Infektion oder entsprechenden klinischen Befunden sollte bei negativem VDRL- oder TPHA-Test nach zwei Wochen ein VDRL-Test wiederholt werden. Alle Patienten mit bestätigter Syphilis sollten auf HIV untersucht werden.

Neuropathologie. Je nach Stadium beziehungsweise Beteiligung sind eine meningeale Verdickung, eine frontokortikale Atrophie mit Neuronenverlust und Astrozytose zu demonstrieren, und in einigen Fällen die raumfordernd wirkenden gummösen Veränderungen. Vereinzelt kann sogar der Erreger, Treponema pallidum, im Autopsiematerial nachgewiesen werden.

2.3.2 Neuroborreliose

Es gibt ernst zu nehmende Hinweise, dass die Borrelien naturverbundenen Wanderern seit mehr als 5000 Jahren zusetzten. Bei Borrelia burgdorferi handelt es sich um ein großes Schraubenbakterium, benannt nach Amedee Borrel, der diese Spirochaeten isolierte, züchtete und morphologisch charakterisierte, und nach Willy Burgdorfer, der 1981 jenen Typ identifizierte, welcher seit 1975 im Gefolge von Zeckenbissen in dem US-amerikanischen Ort Lyme Arthritiden hervorgerufen hatte.

Symptome. In der BRD sind bis zu 30 Prozent der Zecken Borrelien-Träger. Nach einem Zeckbiss kommt es in bis zu 6 Prozent zu einer Infektion, die nur in insgesamt 1 Prozent zu einer Erkrankung führt. Meistens verläuft die Infektion also selbst-limitierend. In 15 Prozent aller unbehandelten Fälle entstehen jedoch schwerwiegende neurologische Symptome.
Die Erkrankung verläuft typischerweise in folgenden drei Stadien:
- nach Tagen bis Wochen: Erythema migrans (80 Prozent der Patienten) an der Stelle des Zeckenbisses; etwa 20 Prozent der Patienten leiden unter leichtem Fieber, Erschöpfbarkeit, Gelenks- und Knochenschmerzen.

– Wochen bis Monate nach dem Biss: Meningoradikulitis, häufig mit peripherer Fazialisläsion und Iritis, Meningo-Enzephalo-Myelitis, Myalgie und Myositis, Myo- und Perikarditis, Arteriitis und Arthritis, Erythem und Borrelien-Lymphozytom.
– nach mehr als sechs Monaten: Enzephalomyelitis, zerebrale Arteriitis, Mono- oder Oligoarthritis, Polyneuropathie, Acrodermatitis chronica atrophicans.

Die klassische Symptomtrias besteht aus:
– lymphozytärer Meningoenzephalitis,
– Hirnnervenlähmung (»neuritis cranialis«, z.B. Fazialisparese),
– schmerzhafter Radikuloneuropathie.

Im fortgeschrittenen Stadium der Infektion entwickelt sich eine progrediente Enzephalomyelitis, die einen schubweisen Verlauf nehmen und bei unbehandelten Kranken Monate oder Jahre dauern kann. Wie bei Lues kann eine Vaskulitis zu einem ischämischen Hirninfarkt führen. Je nach Verlaufsform kann die Multiple Sklerose bei jüngeren Patienten eine wichtige Differentialdiagnose darstellen. Manche Patienten entwickeln eine chronische Polyneuropathie vom axonalen Typ.

Die Therapie der akuten Neuroborreliose führt meist zu einer protrahierten Besserung, aber nur wenige Patienten leiden längerfristig unter fortbestehenden neurologischen Problemen wie z.B. einer leichten Fazialisparese. Bei initial schwerer wiegender Symptomatik ist das Risiko anhaltender Beschwerden erhöht.

Die kognitive Leistungsfähigkeit ist meist unbeeinträchtigt; eine genaue Untersuchung frontaler Exekutivfunktionen kann jedoch leichte Defizite aufdecken. Hirnstruktur, Lebensqualität und Schlaf sind im Allgemeinen unbeeinträchtigt, jedoch gibt es einen Rest von Personen, der nachhaltige Beschwerden und Erschöpfbarkeit verspürt, die eine genaue Untersuchung verdienen (post-Lyme Syndrom).

Labor. Der Verdacht wird serologisch vor allem durch Liquoruntersuchungen gestützt. Ein serologischer Nachweis von IgG als Zeichen einer früher stattgehabten Exposition findet sich in Endemiegebieten bei mehreren Prozent der Bewohner. Zur Sicherung einer antibiotischen Behandlungsindikation beim Verdacht auf Manifestationen im ZNS ist eine Liquoruntersuchung indiziert. Im MRT finden sich oft fleckförmige Hyperintensitäten. Die Bildgebung kann jedoch nicht die Liquordiagnostik ersetzen.

3. Enzephalitiden und degenerative Erkrankungen: Gegenwart und Zukunft

3.1   Virale Enzephalitiden

3.1.1 HIV, AIDS

Am 5. Juni 1981 machte das CDC die Erkrankung von fünf jungen homosexuellen Männern aus Los Angeles bekannt, die unter einer Pneumocystis carinii Infektion, anderen ansteckenden Krankheiten und einer offensichtlichen Immunschwäche litten. In den darauffolgenden Tagen häuften sich Berichte über das seltene und aggressive Kaposi-Sarkom bei homosexuellen Männern in New York und Kalifornien. 1983 war klar, dass neben homosexuellen Männern mit vielen Partnern auch Patienten mit einer Hämophilie, Heroinsüchtige und Haitianer gehäuft betroffen waren. Im Mai des Jahres beschrieben gleichzeitig Luc Montagnier und Robert Gallo das Lymphadenopathie- beziehungsweise Retrovirus als Ursache von HIV und AIDS.

Der eigentliche Ursprung dieses Virus mit sehr langer Inkubationszeit lässt sich zu Affenpopulationen in West- und Zentralafrika zurückverfolgen. Vermutet wird, dass die Übertragung auf den Menschen durch die äußerst harten Lebensbedingungen in französischen, belgischen und deutschen Kolonien begünstigt wurde (»bushmeat-Theorie«, »heart of darkness-Theorie«).

Retrospektiv ließen sich eine Reihe von HIV-Erkrankungen bereits in den 50er und 60er Jahren in Westafrika und in den USA verifizieren. Die spätere fulminante Ausbreitung ließ sich angeblich auf sehr wenige Akteure zurückverfolgen.

HIV und AIDS sind inzwischen auf der ganzen Erde verbreitet, wenngleich mit sehr unterschiedlicher Dichte. Die weltweit größte Zahl der Neuerkrankungen wurde 1996 registriert; die größte Zahl der Todesfälle 2005.

Symptome. Die Stadieneinteilung nach den CDC-Kriterien orientiert sich vorwiegend an internistisch-neurologischen Kriterien, vor allem an Infektionskrankheiten. Auf dieser Basis wurden grob vier Stadien abgegrenzt, die in der aktuellen WHO Kriterienliste genauer erläutert sind (siehe Tabelle):
– asymptomatisch: HIV-positiv, aber gesund
– Lymphadenopathiesyndrom (LAS): persistierende Vergrößerung extrainguinaler Lymphknoten
– AIDS-related complex (ARC): Gewichtsverlust, Diarrhö, Fieber, allgemeines Krankheitsgefühl
– Manifestes AIDS: bei Vorliegen von einer AIDS-definierenden opportunistischen Infektion oder Malignom (Kaposi-Sarkom oder B-Zell-Lymphom) oder HIV-Enzephalopathie

Tabelle 4: WHO Stadieneinteilung der HIV/AIDS-Infektion für Erwachsene und Jugendliche

Primäre Infektion	Asymptomatisch »Akutes retrovirales Syndrom« (Grippe-ähnliche Symptomatik)
1	Asymptomatisch Persistierende, generalisierte Lymphadenopathie
2	Moderater, unerklärter Gewichtsverlust (<10 %) Rezidivierende Atemwegsinfektionen (Sinusitis, Tonsillitis, Otitis media, Pharyngitis) Herpes zoster Mundwinkelrhagaden, Mundschleimhautentzündung Papuläre, juckende Effloreszenzen Seborrhoische Dermatitis Nagelpilz
3	Unerklärter schwerer Gewichtsverlust (> 10 %) Unerklärte chronische Diarrhö (> 1 Monat) Unerklärtes persistierendes Fieber (> 1 Monat, > 37,6°C, intermittierend oder konstant) Persistierende orale Candidiasis Orale Haarleukoplakie Akute nekrotisierende ulzerative Stomatitis, Gingivitis oder Periodontitis Lungentuberkulose Schwere bakterielle Infektionen (Pneumonie, Empyem, Pyomyositis, Knochen- oder Gelenksinfektionen, Meningitis, Bakteriämie) Unerklärte Anämie (Hb < 8 g/dl) Neutropenie (Neutrophile < 500 Zellen/ul) Chronische Thrombozytopenie (Plättchen < 50.000 Zellen/ul)

Primäre Infektion	Asymptomatisch »Akutes retrovirales Syndrom« (Grippe-ähnliche Symptomatik)
4	HIV-»wasting syndrome« (nach CDC: unerklärter Gewichtsverlust > 10 Prozent bei chronischer Diarrhö oder chronischer Erschöpfung mit Fieber für mehr als 1 Monat)
	Pneumocystes Pneumonie
	Wiederkehrende schwere bakterielle Infektionen
	Chronische Herpes simplex Infektion (orolabial, genital, anorektal > 1 Monat; oder viszeraler Herpes)
	Candidiasis von Ösophagus, Trachea, Bronchien oder Lungen
	Extrapulmonale Tuberkulose
	Kaposi-Sarkom
	Cytomegalie-Infektion (Retinitis oder Infektion anderer Organe)
	ZNS-Toxoplasmose
	HIV-Enzephalopathie
	Kryptokokken extrapulmonal (einschließlich Gehirn)
	Disseminierte, non-tuberkulöse Mykobakterien-Infektion
	Progressive multifokale Leukenzephalopathie
	Chronische Kryptosporidien-Infektion
	Chronische Isosporiasis
	Disseminierte Mykose z.B. Histoplasmose, Kokzidioidomykose, Penicillinose
	Rezidivierende nicht-typhotische Salmonellen-Bakteriämie
	Lymphom, zerebral oder B-Zell non-Hodgkin
	Invasives Zervikalkarzinom
	Atypische disseminierte Leishmaniose
	Symptomatische HIV-assoziierte Nephropathie
	Symptomatische HIV-assoziierte Kardiomyopathie

Meningitis, Polyradikulitis und Myopathie und die seltenen Vaskulitiden oder Hypophysenblutungen können sich bereits in den ersten drei Infektionsstadien entwickeln, während opportunistische Infektionen (Toxoplasmose, Kryptokokkenmeningitis, PML und CMV-Enzephalitis), die AIDS-spezifischen Tumoren und der AIDS-Demenz-Komplex erst im späten AIDS-Stadium auftreten.

Etwa die Hälfte der an AIDS erkrankten Erwachsenen und drei Viertel der Kinder leiden unter neuropsychiatrischen Symptomen. Bereits die Diagnosestellung einer HIV-Erkrankung stellt einen akuten Stressor dar und kann Angstzustände und depressive Episoden auslösen. Die Betroffenen sind in dieser Phase besonders suizidgefährdet. Die im Gesamtverlauf häufigsten psychischen Störungen bei nicht-dementen Patienten sind die affektiven Probleme. Abzugrenzen ist die unzureichend begründete Angst, sich infiziert zu haben, die sogenannte AIDS-Phobie (ohne Vorliegen serologischer Hinweise auf eine Infektion). Im Verlauf einer HIV-Infektion können Anpassungsstörungen auftreten. Schizophreniforme Psychosen sind selten (< 1 Prozent der Patienten). Häufiger sind organisch verursachte Verhaltensänderungen mit Apathie und Rückzug, seltener mit Zeichen der Disinhibition.

HIV-Enzephalopathie. Unbehandelt vermehrt sich das Virus in Makrophagen und Mikrogliazellen des Hirnparenchyms. Nervenzellen sind nicht sicher infiziert, jedoch kommt es über immunpathologische Mechanismen zu neuronalen Funktions- und Strukturveränderungen.

Anfänglich sind die psychopathologischen Veränderungen wenig eindrucksvoll: nachlassender Antrieb, schlechtere Stimmung, verminderte Konzentration (schwer unterscheidbar von Depression); später treten kognitive Störungen in den Vordergrund und es entwickelt sich eine fortschreitende Demenz, die unbehandelt zum Tode führt. Neuropsychologisch erfassbar sind die frühe Verlangsamung motorischer Reaktionen und Defizite des Neugedächtnisses. Höhere kortikale Funktionen bleiben lange erhalten.

Risikofaktoren für fortschreitende kognitive Störungen sind:
– geringerer Bildungsgrad
– höheres Alter
– längere Dauer der HIV-Infektion
– vorbestehende schwere Immunsuppression bzw. AIDS
– den CD4-Zell-Nadir
– erhöhte Plasmakonzentrationen von TNF-alpha und MCP-1

Die Klassifikation der HIV-1-assoziierten neurokognitiven Störung (»HIV-1-associated neurocognitive disorder, HAND«) unterscheidet die Stadien bzw. Schweregrade
– asymptomatische neurokognitive Beeinträchtigung (ANI),
– leichte neurokognitive Störung (MND),
– HIV-assoziierte Demenz (HAD).

HAND ist mit verkürzter Überlebenszeit assoziiert. Aufgrund der neuen Therapieverfahren ist die Lebenserwartung jedoch insgesamt angestiegen und damit auch die Prävalenz neurokognitiver Störungen (auf bis zu 50 Prozent). Wechselwirkungen zwischen HIV-Infektion und Alters-assoziierten neurodegenerativen Prozessen sind zu erwarten.

Auch bei Patienten mit lang anhaltender, stabiler Virussuppression sind subjektive Klagen über verminderte Hirnleistung und neuropsychologisch objektivierbare Leistungseinbußen bis hin zur HIV-assoziierten Demenz häufig. Schwere HIV-Demenzen sind heute bei behandelten Patienten selten. Hingegen werden in der täglichen Praxis leichtere und bezüglich der Erwerbsarbeit durchaus relevante neuro-kognitive Störungen häufiger gesehen; und diese treten in diesen Jahren in früheren Stadien der HIV-induzierten Immunsuppression auf.

Als neurologische Veränderungen finden sich gegebenenfalls neben frontalen Enthemmungszeichen Dysarthrie, Tremor, Ataxie, Hyperreflexie und eine senso-rische Neuropathie.

Apparative Verfahren. Parallel zur Entwicklung kognitiver Defizite zeigen sich in CT und MRT eine Aufweitung der Ventrikel und Furchen sowie fleckige Markla-gerveränderungen. Im späteren Krankheitsverlauf zeigt das EEG eine Allgemein-veränderung.

HIV führt zu weit reichenden Schädigungen des Immunsystems. Davon sind auch die Makrophagen und Mikroglia des ZNS betroffen.

Labor. Bei alleiniger HIV-Infektion sind im Liquor eine lymphozytäre Pleozytose mit Eiweißerhöhung, vor allem des IgG, gelegentlich auch oligoklonale Banden sowie Antikörper gegen HIV nachzuweisen. Die Relation der CD4-Helfer- zu den CD8-Suppressor-Lymphozyten ist im Blut und Liquor erniedrigt.

Neuropathologie. 75 Prozent aller AIDS-Patienten weisen postmortal neuropatho-logische Veränderungen auf. Dazu zählen eine meningeale Verdickung, kortikaler Neuronenverlust sowie diffuse oder fokal betonte Marklagerveränderungen mit De-myelinisierung, Astrozytose oder spongiöser Degeneration.

3.1.2 Herpes simplex Enzephalitis

Die Herpes simplex Enzephalitis gewinnt ihre besondere Bedeutung aus ihrer re-lativen Häufigkeit, der – bei frühzeitigem Beginn – guten Behandelbarkeit und der potentiell schwerwiegenden Komplikationen. Die Inzidenz wirkt mit 0,2 bis 0,4/100.000 pro Jahr nicht hoch und dennoch repräsentiert die Herpes simplex En-zephalitis die häufigste Enzephalitis in Europa.

Symptome. Die Erkrankung beginnt bei 90 Prozent der Patienten mit Grippe-ähn-lichen Prodromi, in 80 Prozent gefolgt von Übelkeit und Erbrechen. Zwei Drittel der Patienten entwickeln Verhaltensstörungen, zwei Drittel Hinweise auf eine fokale Epilepsie (z.B. Verwirrtheit, olfaktorische Halluzinationen, ...), ein Drittel zeigt eine fokale Symptomatik (z.B. Hemiparese), bei 20 Prozent finden sich ausgeprägte und länger dauernde Verwirrtheitszustände mit nachfolgenden amnestischen Störungen. Dabei ist die Einsicht in die Defizite häufig besser erhalten als beim Korsakow-Syn-drom. Andere neuropsychologische Störungen (Aphasie) sowie Störungen des An-triebs und irritierende Verhaltensänderungen bis zum angedeuteten Klüver-Bucy-Syndrom können auftreten. Die schwersten Verläufe – meist mit HSV1 – finden sich bei Neugeborenen; HSV2 betrifft meist Erwachsene. Bei der akuten Enzephalitis handelt es sich seltener um eine Primärinfektion als um eine Reaktivierung oder Reinfektion bei eingeschränkter Immunlage und z.B immunsuppressiver Behandlung.

Im Liquor gelingt der Erregernachweis innerhalb von drei Tagen mittels PCR; die Bildgebung kann bei ausgeprägter Symptomatik Einblutungen in den Mediotemporal- und Orbitofrontalkortex zeigen. Mit der Behandlung muss beim ersten Verdacht ohne Abwarten der diagnostischen Ergebnisse sofort begonnen werden. Unbehandelt verläuft die Erkrankung in 70 Prozent letal. Aber auch behandelt liegt der Anteil von neuropsychiatrischen Residualzuständen etwa bei 50 Prozent.

3.2   Entzündliche und nicht-entzündliche Enzephalitiden

3.2.1 Paraneoplastische und Autoimmunenzephalitiden

1888 beschrieb Oppenheim einen Patienten mit ausgeprägter neurologischer Symptomatik, aber ohne erkennbare neuropathologische Grundlage. In den 1960er Jahren wurden mehrere Berichte über Patienten mit kognitiven, affektiven und Verhaltensstörungen veröffentlicht, bei denen entzündliche Veränderungen in Amygdala und Hippocampus nachzuweisen waren. Die Beziehung zu Krebserkrankungen fiel bereits damals auf.

Autoimmunmechanismen wurden vermutet und mit der Zeit konnten sogenannte onkoneuronale Antikörper gegen intraneuronale Targets (Hu, Yo, Ri, Ma2, Tr, CV2, ...) identifiziert werden. In den letzten Jahren zeigte sich, dass diese Antikörper erst von zyotoxischen T-Zellen aktiv werden.

Ferner wurden »fakultativ paraneoplastische« Autoimmunenzephalitiden beschrieben, bei denen sich die Antikörper direkt gegen Kanal- und Rezeptor-assoziierte Oberflächenantigene richten (NMDA, AMPA, GABA$_b$, Glycin-, VGKC-Komplex (LGI1 und CASPR2); siehe Tabelle 5).

Die phänotypische Heterogenität einzelner Krankheitsmechanismen wird treffend durch den Titel einer zitierten Arbeit wiedergegeben: *Glutamate-receptor antibodies in neurological disease: anti-AMPA-GluR3 antibodies, Anti-NMDA-NR-antibodies, Anti-NMDA-NR2A/B antibodies, Anti-mGluR1 antibodies or anti-mGluR5 antibodies are present in subpopulations of patients with either: epilepsy, encephalitis, cerebellar ataxia, systemic Lupus erythematodes (SLE) and neuropsychiatric SLE, Sjogren's syndrome, Schizophrenia, Mania or Stroke. These autoimmune anti-glutamate receptor antibodies can bind neurons in few brain regions, activate glutamate receptors, decrease glutamate receptor's expression, impair glutamate-induced signaling and function, activate Blood-Brain Barrier endothelial cells, kill neurons, damage the brain, induce behavioral/psychiatric/cognitive abnormalities and Ataxia in animal models, and can be removed or silenced in some patients by immunotherapy.*

Tabelle 5: paraneoplastische und Autoimmunenzephalitiden (fast alle genannten Formen können das Bild einer Limbischen Enzephalitis hervorrufen)

Antikörper	Assoziierte Karzinome	Andere Phänotypen
gegen intrazelluläre Antigene		
Anti-Amphiphysin	Mammakarzinom, kleinzelliges Bronchialkarzinom, Kolonkarzinom, Morbus Hodgkin, Thymom	Enzephalomyelitis, Kleinhirndegeneration, Myelopathie, sensomotorische Neuropathie, Stiff-Person-Syndrom
Anti-CV2/CRMPS	Kleinzelliges und nicht-kleinzelliges Lungenkarzinom, Uteruskarzinom, malignes lymphoepitheliales Thymom	Kleinhirndegeneration, Enzephalomyelitis, Hirnstammenzephalitis, Myelitis, Opticusneuritis, Retinopathie, Polyneuropathie, gastrointestinale Pseudoobstruktion
Anti-Hu (ANNA-1)	Kleinzelliges und nicht-kleinzelliges Lungenkarzinom, Prostata-Karzinom, Seminom, Thymom, Neuroblastom	Hirnstammenzephalitis, Enzephalomyelitis, Kleinhirndegeneration, sensible und autonome Neuropathie, gastrointestinale Pseudoobstruktion
Anti-Ma1	Bronchial-, Mamma-, Kolon- und Parotis-Karzinom	Rhombenzephalitis, Kleinhirndegeneration, Enzephalomyelitis, hypothalamische Dysfunktion
Anti-Ma2/Anti-Ta	Hodenkarzinom, Keimzelltumoren	Kleinhirndegeneration, Hirnstammenzephalitis, Myeloradikulopathie, Neuropathie
Anti-Ri (ANNA-2)	Mamma-Karzinom, kleinzelliges und nicht-kleinzelliges Bronchialkarzinom, Neuroblastom, Medulloblastom	Hirnstammenzephalitis, Enzephalomyelitis, Myelopathie, Kleinhirndegeneration, Opsoklonus-Myoklonus-Syndrom
Anti-Yo	Ovarial-, Mamma-Karzinom	Subakute Kleinhirndegeneration

Antikörper	Assoziierte Karzinome	Andere Phänotypen
Andere		
Anti-SOX1	Kleinzelliges und andere Lungenkarzinome, Bronchialkarzinoid	Hirnstammenzephalitis, langsam progrediente Kleinhirndegeneration, myasthenisches Syndrom (Lambert-Eaton)
Anti-Tr	Hodgkin- und Non-Hodgkin-Lymphome	Langsam progrediente Kleinhirndegeneration
Rezeptorantigene		*Symptome*
AMPA	Lungen- und Mammakarzinome, Thymome in ca 70 Prozent	Unterschiedliche psychopathologische Symptome
CASPR2	Lungenkarzinome, Thymome in < 20 Prozent	Neuromyotonie (Morvan Syndrom, Agrypnia excitata, s.u.), Enzephalitis
GABAb	Lungenkarzinom in 60 Prozent	Zerebrale Anfälle, Status epilepticus
Glycin alpha1	Selten (in ca 10 Prozent)	Enzephalomyelitis mit Rigor und Myoklonus, Hyperekplexie, Stiff-Person-Syndrom
LGI1	Lungenkarzinome, Thymome in < 10 Prozent	Myokloni, fazio-brachiale dystone Anfälle, in 60 Prozent Hyponatriämie !
mGluR5	Hodgkin Lymphom	Ophelia-Syndrom (s.u.), Myokloni
NMDA	Ovariale Teratome in 50 Prozent	Amnesie, zerebrale Anfälle, vegetative Störungen, Katatonie-artige und andere Bewegungsstörungen

Symptome. Neunzig Prozent der Patienten entwickeln im Verlauf der Erkrankung kognitive Defizite (meist subakut beginnende Gedächtnisstörungen, Desorientierung), 60 Prozent zerebrale Anfälle, 50 Prozent Verwirrtheitszustände, andere psychische Störungen (depressive Störungen, Angst, Schlafstörungen), »extralimbische« neurologische Symptome und 20 Prozent hypothalamische, autonome Störungen.

Die *limbische Enzephalitis* ist ein häufiger Prototyp der Enzephalitiden, der durch (fast) alle genannten Mechanismen hervorgerufen werden kann (Tabelle 6).

Tabelle 6: Diagnosekriterien der limbischen Enzephalitis (modifiziert nach dem Paraneoplastic Neurological Syndrome Euronetwork).

1	Subakuter Beginn (Tage bis zu 12 Wochen) von Neugedächtnisstörung, zerebralen Anfällen, Verwirrtheit und anderen neuropsychiatrischen Syndromen, die auf eine Beteiligung des limbischen Systems hinweisen.
2	Neuroradiologische Hinweise auf Veränderungen im Bereich des limbischen Systems
3	Diagnose einer onkologischen Erkrankung oder von charakteristischen Antikörpern innerhalb von 5 Jahren nach Auftreten der Symptome
4	Entzündliche Veränderungen im CSF (bei 80 Prozent der Patienten)
5	Ausschluss anderer Ursachen einer limbischen Enzephalitis

Weitere typische Syndrome sind das *»Ophelia-Syndrom«* bei Hodgkin-Lymphom und Antikörpern gegen den metabotropen Glutamat-Rezeptor 5 und mit einer reversiblen Gedächtnisstörung. Die *Neuromyotonie* (Isaacs-Merton-Syndrom, Morvan-Syndrom, Agrypnie) mit Übererregbarkeit und spontaner Muskelaktivität, Faszikulationen, Myokymien und Krämpfen.

Differentialdiagnosen der limbischen Enzephalitis sind die CJD, HIV, andere virale Enzephalitiden, Neurosyphilis, Angiitis und andere entzündliche ZNS-Erkrankungen, systemischer Lupus erythematodes, ZNS-Lymphome, aber auch urämische und hepatische Enzephalopathien sowie eine Lithium-Intoxikation.

Bestimmte Manifestationen der Autoimmunenzephalitiden müssen auch gegen andere neuropsychiatrische Erkrankungen abgegrenzt werden, z.B
– Opsoklonus-Myoklonus Syndrom – gegen WKS und CJD
– subakute sensorische Neuropathie – gegen eine Alkohol-PNP
– subakute Kleinhirndegeneration – gegen eine Alkohol-bedingte Atrophie
– chronisch gastrointestinale Pseudoobstruktion – Somatisierungsstörung, beginnender MP

Labor. Zur Diagnostik einer paraneoplastischen oder Autoimmunenzephalitis müssen erst andere Erkrankungen ausgeschlossen werden. Vor allem bei klinischen Hinweisen auf eine limbische Enzephalitis müssen intrazelluläre und Oberflächen-Antikörper bestimmt werden. Ein fehlender Antikörpernachweis schließt das Vorliegen einer Autoimmunenzephalitis nicht aus. Wichtig ist die Suche nach einem der in Tabelle 5 aufgeführten Tumore.

3.2.2 Prionosen

Kuru trat vermutlich erstmals Anfang des 20. Jahrhunderts auf und breitete sich in einer umschriebenen Region von Papua-Neuguinea bei den Fore-Stämmen aus. »Kuru« bedeutet in der Eingeborenensprache Zittern vor Fieber oder Kälte. Sie bezeichneten die Erkrankung auch als Cassovary-Krankheit, da die Betroffenen schwankten wie ein Cassovary-Baum im Wind. Betroffen waren vor allem Frauen und Kinder, kaum Männer. 1957 wurde die Krankheit erstmals von Gajdusek und Zigas in der medizinischen Literatur beschrieben. In der Folge konnte ein Zusammenhang zwischen dem rituellen Verzehr der Eingeweide – vor allem der Gehirne – verstorbener Angehöriger und dem lange verzögerten Auftreten der infausten Erkrankung hergestellt werden. Seit Aufgabe dieser rituellen Praxis ging die Zahl der Neuerkrankungen – mit einiger Verzögerung – gegen Null. Die Erkrankung führte zu einer spongiformen Enzephalopathie und wurde verursacht durch sogenannte Prionen (»proteinaceous infectious agents«).

Creutzfeldt-Jakob-Erkrankung (CJD). Auch hierbei handelt es sich um eine Prionose, die aber im Gegensatz zu Kuru oder zu neurodegenerativen, dementiellen Erkrankungen nach dem verzögerten Auftreten der ersten Symptome nach einer Inkubationszeit von ein bis 15 Jahren besonders rasch fortschreitet. Vorzeichen der Erkrankungen können Angst, Depression und Appetit- und Schlafstörungen, Ataxie und Tremor (gewesen) sein. Bei folgender Symptomtrias muss die Diagnose einer CJD spätestens erwogen werden:
– rasch progrediente Demenz
– Symptome einer Beteiligung des extrapyramidalen und pyramidalen Systems mit Muskelzuckungen (Myoklonien)
– typisches EEG mit sogenannten triphasischen Wellen und deutlicher Allgemeinveränderungen

Die jährliche Neuerkrankungsrate beträgt etwa 1/1 Mio. und entspricht aufgrund der mittleren Überlebenszeit von etwa einem Jahr der Prävalenz. Die meisten Erkrankungen treten sporadisch auf. Der Häufigkeitsgipfel liegt bei etwa 60 Lebensjahren. Da Varianten dieser rasch voranschreitenden Hirnerkrankung auf unterschiedlichen Wegen entstehen und alle Teile des Zentralnervensystems betreffen können, lassen sich unterschiedliche Prototypen erkennen, z.B:

- sogenannte neue Variante (nvCJD); sie trat seit 1995 an wenigen Orten vor allem in Großbritannien gehäuft auf. Waren früher vor allem jüngere Menschen unter 50 Jahren betroffen, so gibt es jetzt einige Berichte über ältere Patienten.
- ataktische oder amyotrophe Erkrankungsform
- Heidenhain-Form mit extrapyramidal-motorischen Störungen, Myoklonus, zerebellärer Ataxie und Erblindung
- familiäre Gerstmann-Sträussler-Scheinker-Erkrankung
- thalamische Variante Stern-Garcin
- seltene, tödlich verlaufende familiäre Insomnie
- iatrogene Enzephalopathien nach neurochirurgischen Eingriffen, Hornhauttransplantationen oder Behandlung mit Wachstumshormon aus Leichenhypophysen

Entzündungsparameter und andere Laborwerte aus dem Blut sind normal. Im Liquor können das krankheitsspezifische Protein 14-3-3 sowie extrem hohe Werte für das tau-Protein als Zeichen massiver Nervenzellzerstörung nachgewiesen werden. CT und MRT können lange weitgehend unauffällig bleiben. Histologisch finden sich wie bei Kuru ein Neuronenverlust mit ausgeprägter Vakuolisation (»spongiforme Enzephalopathie«), Astrozytose und massiver Mikroglia-Aktivierung, vor allem im Kortex und in den Basalganglien. Neue molekulargenetische Erkenntnisse führen derzeit zu einer konzeptionellen Reorganisation dieser Krankheitsgruppe.

Kuru ist das Beispiel einer Erkrankung, die durch neue epidemiologische Erkenntnisse über den Ausbreitungsweg innerhalb weniger Jahre weitgehend zum Verschwinden gebracht werden konnte. Die neue Variante der CJD stellt möglicherweise ebenfalls ein solches Beispiel dar, wenngleich noch nicht abschließend zu beurteilen ist, ob die Ausbreitung gestoppt werden konnte oder weiterhin ein Restrisiko lauert. In den letzten Jahren wurden etwaige Gemeinsamkeiten zwischen infektiösen und neurodegenerativen (s.u) Erkrankungen mit veränderter Proteinfaltung hergestellt.

3.3   Neurodegenerative Erkrankungen

3.3.1 Morbus Parkinson
1817 beschrieb der schottische Arzt James Parkinson wesentliche Symptome der Schüttellähmung (»shaking palsy«): Tremor und Hypokinese. Der Name »Morbus Parkinson« stammt von Jean Marie Charcot, der 1867 als drittes Merkmal der diagnostischen Trias den Rigor beschrieb. 1913 sah Friedrich Heinrich Lewy die Parkinson-typischen »Lewy-Körperchen« in pigmentierten Kerngebieten des Hirnstamms. 1919 zeigte Konstantin Tretiakoff den Zusammenhang zwischen einer Atrophie der Substantia nigra und der Parkinson-Symptomatik. 1957 erzeugte Arvid Carlsson im Tierversuch durch die Gabe von Reserpin ein Parkinsonoid. 1959 gelang Isamu Sano der Nachweis von Dopamin in den Basalganglien. 1960

konnte Oleh Hornykiewicz im Striatum verstorbener Patienten mit einer Parkinson-Krankheit die 10-fache Erniedrigung der Dopaminkonzentration nachweisen. Ein Jahr später demonstrierte er gemeinsam mit Walther Birkmayer die symptomatische Wirksamkeit der L-Dopa-Gabe. 2003 beschrieb Braak die systematische Ausbreitung der Parkinson-Pathologie aus dem Hirnstamm in den Neokortex.

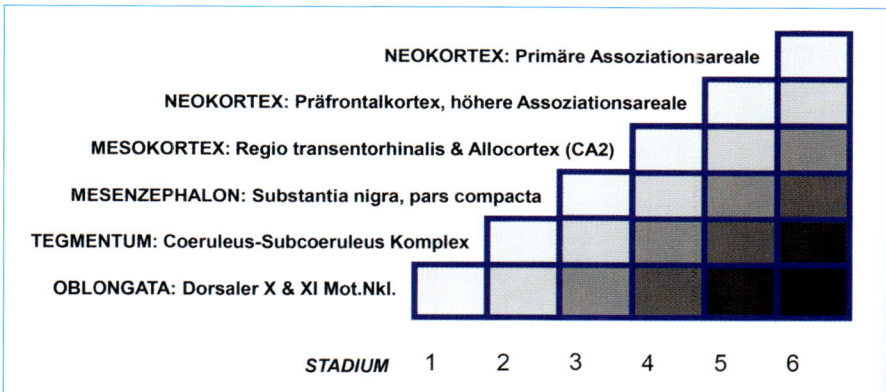

Abb. 14: Die Braak-Stadien der Parkinson-Pathologie. Während vorher die Aufmerksamkeit weitgehend auf das dopaminerge Nigrostriatalsystem fokussiert war, demonstrierten Braak et al die aszendierende Ausbreitung der diagnostischen Lewy-Körperchen-Pathologie aus den tiefer gelegenen Kerngebieten des verlängerten Rückenmarks bis hin zum Neokortex. Die Substantia nigra ist nach dieser Einteilung also erst im weiteren Verlauf der Erkrankung beteiligt.

Grundlagen. Ein Prozent der über 65-Jährigen leiden an einem MP; die Prävalenz beträgt in der westlichen Welt 100 bis 200 pro 100.000; dabei ist nicht immer auszuschließen, dass sekundäre Formen mit Parkinson-ähnlicher Symptomatik zu diesen Zahlen beitragen (Normaldruckhydrozephalus, vaskuläre Hirnveränderungen im Bereich der Basalganglien, medikamentös bedingter Parkinsonismus). Männer sind etwas häufiger betroffen als Frauen; der Krankheitsbeginn liegt im Mittel über 60 Jahre, es gibt allerdings auch juvenile Formen mit einem Krankheitsbeginn vor dem 21. Lebensjahr, die im Allgemeinen familiär bedingt sind.

Morbus Parkinson und Alzheimer Demenz treten bei Verwandten ersten Grades etwas gehäuft auf. Genetische Faktoren spielen bei der »idiopathischen«, sporadischen Form des höheren Lebensalters nur eine geringe Rolle. Von erheblichem wissenschaftlichem Interesse sind jedoch die Identifikation von Missense-Mutationen im Bereiche des alpha-Synuklein Gens (SNCA), anderer autosomal dominanter Mutationen (LRRK2, VPS35, EIF4G1, DNAJC13, CHCHD2) sowie rezessiver Mutationen (Parkin, PINK1, DJ-1). Alpha-Synuklein ist ein wesentlicher Grundbaustein der Lewy-Körperchen. Derzeit sind Versuche im Gange, gegen alpha-Synuklein aktiv und passiv zu immunisieren (vergleiche die Immunisierungsversuche gegen ßA4 bei der Alzheimer Krankheit).

Symptome. Rigor, Hypokinese und Tremor mit 4 bis 6 Hertz bilden die klassische Symptomtrias der manifesten Parkinson Krankheit (MP). Heute basiert die klinische Diagnose auf dem Nachweis von

– Bradykinesie (obligat) plus einem der folgenden Symptome:
– Muskelrigidität
– Tremor (4 bis 6 Hz)
– posturale Instabilität (Pro- oder Retropulsion, nicht hervorgerufen durch eine Polyneuropathie, zerebelläre, visuelle oder vestibuläre Erkrankung)

Weitere Merkmale sind einseitiger Beginn, persistierende Asymmetrie, REM-Schlaf-Verhaltensstörung, progrediente Symptomatik, Verlauf über zehn Jahre, Hypomimie, Hypophonie, Mikrographie, gutes Ansprechen auf L-Dopa. Sehr unspezifische Frühsymptome können Obstipation, Schluckstörungen und Hyposmie sein. Dies deckt sich mit den Erkenntnissen von Braak.

Die Einteilung des klinischen Schweregrads orientiert sich traditionell an dem Grad der Beeinträchtigung die sich aus den motorischen Defiziten ergibt (Tabelle 7).

Tabelle 7: Schweregradeinteilung der motorischen Parkinson-Symptomatik (modifizierte Skala nach Hoehn und Yahr).

1,0	Einseitige Symptomatik
1,5	Unilaterale und Rumpfbeteiligung
2,0	Bilaterale Beteiligung ohne Instabilität
2,5	Leichte bilaterale Symptomatik mit Ausgleichsfähigkeit beim Zugtest (Pull-Test)
3,0	Leichte bis mittelschwere bilaterale Symptomatik; leichte posturale Instabilität; physisch unabhängig
4,0	Schwere Beeinträchtigung; selbständige Geh- und Stehfähigkeit noch erhalten
5,0	Ohne Unterstützung an Bett oder Rollstuhl gebunden

Kasuistik. 1824 – im Todesjahr von James Parkinson – empfand Wilhelm von Humboldt mit 57 Jahren erstmals Schwierigkeiten beim Schreiben: »*Alles so etwas, wie auch das Schreiben, geht unerträglich langsam und ungeschickt. ... Im Stehen und oft auch im Sitzen habe ich sehr häufig ein sehr unangenehmes Zittern in den Füßen. Es ist wechselnd stärker und schwächer, bisweilen auch, wie in diesem Augenblick, meldet es sich gar nicht. Vorzüglich stark pflegt es beim Essen und im Sprechen zu sein, auch bei gewissen Gemütsstimmungen, selbst bei sehr unbedeutenden, wie wenn ich etwas suche und nicht gleich finden kann oder wenn ich etwas eilig tue. Der Wille hat viel, aber nicht alle Gewalt darüber, auch kann man durch die Lage, in die man die Füße bringt, darauf wirken.*« Humboldt beschrieb nicht nur die Mikrographie, die Hypo- und Bradykinese, sondern auch Dysdiadochokinese und

Hypominie. Er betrachtete sein Leiden als Folge vorgezogenen Alterns nach dem Tod seiner Ehefrau (differentialdiagnostisch wäre dabei zunächst auch eine schwere depressive Erkrankung zu erwägen).

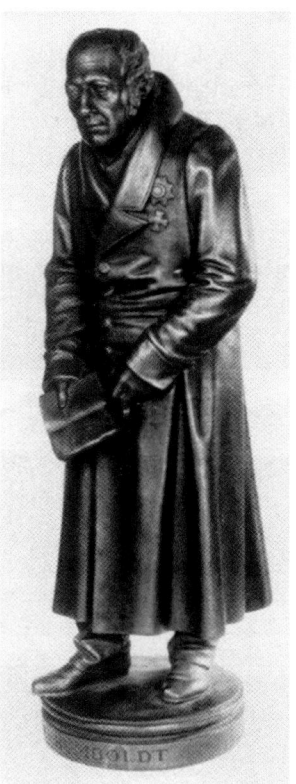

Abb. 15: Wilhelm von Humboldt mit maskenhaftem Gesicht und gebeugter Körperhaltung. Statue von Drake aus dem Jahr 1834.

Apparative Diagnostik. CT und MRT zeigen supratentoriell allenfalls eine leichte Hirnatrophie. Mit der MRT konnte in wissenschaftlichen Studien ein verringerter Durchmesser der Substantia nigra mit ausgeprägten Veränderungen in der Pars compacta demonstriert werden. Im SPECT ist ein verminderter Blutfluss im Parietalkortex, Putamen und Caudatum nachzuweisen, bei Darstellung der präsynaptischen Dopaminrezeptoren mit FP-CIT eine deutliche Reduktion der Terminalen im Striatum. Entsprechend findet sich im PET eine verminderte 18-Fluoro-DOPA-Aufnahme im Striatum. Als diagnostisch hochrelevant gilt der Nachweis einer verminderten Dopamin-Transporter-Dichte im Striatum (sogenannter DAT-Scan).

Differentialdiagnosen. Vor allem nach einem erfolglosen Therapieversuch mit L-Dopa, aber auch bei jedem anderen Patienten mit einer Parkinson-Symptomatik müssen prinzipiell folgende Grund- oder Begleiterkrankungen erwogen werden:
– Alzheimer Demenz (AD; aufgrund der Häufigkeit der Erkrankung sollte sie auch bei atypischer Symptomatik mit erwogen werden)
– Progressive supranukleäre Parese (PSP) und Multisystematrophie (MSA)
– Vaskulärer Parkinsonismus (fokale Symptomatik, Bildgebung)
– Normaldruckhydrozephalus (NDH; fluktuierender Verlauf, Inkontinenz, beinbetonte Symptomatik mit Ataxie)
– Dementia pugilistica (Boxerdemenz; Anamnese, Zahl der Niederschläge)
– Psychogener oder psychogen überlagerter Parkinsonismus mit meist atypischen klinischen Merkmalen
– Medikamentös induzierter Parkinsonismus z.B. durch Neuroleptika (Medikamentenplan, hohe Zahl von Verordnern, Selbsttherapie)

Gegen einen MP sprechen z.B. Anamnese und Befunde, die auf mehrere Hirninfarkte hinweisen; nach drei Jahren noch ausschließlich einseitige Symptomatik; Schädel-Hirntraumata; abgelaufene Enzephalitis; Hirntumor; Neuroleptika-Behandlung bei Beginn der Erkrankung; okulogyre Krisen; MPTP-Gebrauch; mehrere Angehörige mit ähnlicher Symptomatik; frühe Demenz (innerhalb des ersten Jahres oder vorher); frühe autonome Symptomatik; supranukleäre, zerebelläre oder Babinski Zeichen; anhaltende Remission.

Neuropathologie. Die klinische Diagnose eines Morbus Parkinson kann in 80 Prozent der Fälle neuropathologisch bestätigt werden. Notwendiges histologisches Merkmal sind die blassen intraneuronalen Einschlusskörper (Lewy-Körperchen). Sie finden sich in Substantia nigra, Locus coeruleus und dorsalem Vaguskern, meist auch im Nucleus basalis Meynert und häufig im Kortex. Zellgebiete mit einer hohen Zahl von Lewy-Körperchen zeigen häufig einen starken Neuronenverlust. Hierdurch sinken die Dopaminproduktion in der Substantia nigra und die Dopaminkonzentration in den Projektionsarealen, z.B. im Striatum. Der Dopaminverlust im Striatum ist für die Hypokinesie, im Mesokortex für den Rigor und im tiefen Hypothalamus für den Tremor verantwortlich. Die Zellzahl im cholinergen Nucleus basalis Meynert kann bis auf 20 Prozent und die Cholinacetyltransferase-Konzentration um 50 Prozent zurückgehen. Derzeit ist nicht schlüssig zu beantworten, ob in erster Linie kortikale Alzheimer-Veränderungen, kortikale Lewy-Körperchen oder eine möglicherweise retrograd ausgelöste neuronale Degeneration im Nucleus basalis Meynert für die Demenz beim Morbus Parkinson verantwortlich sind.

Kognitive und nicht-kognitive Störungen. Etwa ein Drittel der Patienten entwickelt im Verlauf der Erkrankung eine ausgeprägte Demenz, ein weiteres Drittel leidet unter leichten kognitiven Störungen (MCI), wobei bei vielen Patienten die Bradyphrenie – z.B. der verminderte Sprachfluss (»verbal fluency«) – ein neuropsychologisches Leitsymptom des kognitiven Profils darstellt. Hohes Erkrankungsalter und schlechtes Ansprechen auf L-Dopa sind Prädiktoren für die Entwicklung kognitiver Defizite. Statistisch ist die Ausprägung der motorischen Defizite mit der Schwere der kognitiven Probleme korreliert. Typische klinische Symptome und ihre Ausprägung werden z.B. in der UPDRS erfasst.

Tabelle 8: Items zur Beurteilung der psychischen Symptome bei Morbus Parkinson nach der UPDRS. Die Skala bildet typische »nicht-motorische« Beschwerden des MP ab.

Kognition	
0	Intakt
1	Leichte, konsistente Vergesslichkeit mit z.T. erhaltener Erinnerung an die betreffenden Ereignisse, keine weiteren Schwierigkeiten
2	Mäßige Gedächtnisstörungen mit Desorientierung und mäßigen Schwierigkeiten beim Lösen anspruchsvoller Aufgaben; leichte, aber eindeutige Beeinträchtigung der häuslichen Funktionen, der Patient muss dabei gelegentlich unterstützt werden
3	Schwere Gedächtnisstörungen mit Desorientierung zur Zeit und häufig zum Ort, schwere Beeinträchtigung beim Problemlösen
4	Schwere Gedächtnisstörungen, wobei allein die Orientierung zur Person erhalten ist, unfähig, Entscheidungen zu treffen oder Probleme zu lösen, benötigt viel Hilfe in der persönlichen Pflege, kann nicht allein gelassen werden
Wahn und Halluzinationen (aufgrund einer Demenz oder der Medikamenteneffekte)	
0	Keine
1	Lebhafte Träume
2	»Benigne« Halluzinationen mit erhaltener Einsicht
3	Gelegentliche bis häufige Halluzinationen oder Wahnvorstellungen ohne erhaltene Einsicht, die Alltagskompetenz kann dadurch gestört sein
4	Persistierende Halluzinationen, Wahnvorstellungen oder eine »floride Psychose«, unfähig, für sich selbst zu sorgen

Depressive Symptomatik	
0	Keine
1	Momente der Trauer oder Schuldgefühle, die über das normale Maß hinausgehen, niemals über Tage oder Wochen anhaltend
2	Anhaltende depressive Symptomatik (eine Woche oder mehr)
3	Anhaltende depressive Symptomatik mit vegetativen Störungen (Insomnie, Anorexie, Gewichtsverlust, Interessenverlust)
4	Anhaltende depressive Symptomatik mit vegetativen Symptomen und Suizidgedanken oder -absichten
Motivation und Initiative	
0	Normal
1	Weniger aktiv als sonst, passiver
2	Verlust von Initiative und Interesse bei ungewohnten Aufgaben außerhalb der täglichen Routine
3	Verlust von Initiative und Desinteresse an alltäglichen Routineaufgaben
4	Zurückgezogen, vollkommen motivationslos

Etwa 50 Prozent der Patienten zeigen depressive Symptome von kurzzeitigen reaktiven Störungen bis zur ausgeprägten vitalen Beeinträchtigung mit akuter Suizidalität. Depressive Störungen stehen meist in keinem eindeutigen Zusammenhang mit dem Krankheitsstadium, können jedoch zu den Gedächtnis- und anderen kognitiven Störungen beitragen. Die Unterscheidung zwischen Verlangsamung oder Retardierung als Folge des MP oder einer depressiven Störung ist schwierig und bleibt letztlich akademisch.

Psychotische Symptome können milde als lebhafte Träume beginnen und sich prinzipiell auch als Folge der kognitiven Störungen entwickeln. Akute und schwere »Psychosen« mit Wahnideen und Halluzinationen sind aber meist Folge einer dopaminergen oder anticholinergen Medikation.

3.3.2   Exkurs: Probleme des Erlebens und Verhaltens (BPSD) bei dementen Patienten

Im Verlauf einer dementiellen Erkrankung können vielfältige »nicht-kognitive« Probleme auftreten, die für die Patienten und ihre Angehörigen oder Pflegekräfte meist weit belastender sind als die allgemeinen kognitiven Defizite. Das signifikante Nachlassen der geistigen Leistungsfähigkeit ist der gemeinsame Nenner dementieller Erkrankungen. Damit sind logischerweise alle anderen Probleme weit weniger häufig anzutreffen, damit inkonstant verteilt und heterogener Natur.

Allgemein nehmen BPSD im Verlauf einer typischen AD zu, während sie bei anderen Demenzformen wie der Frontotemporalen Demenz gleich zu Beginn vorhanden sind. Bei der DLB (siehe unten) treten sie von Beginn an auf, definieren gewissermaßen die Diagnose und halten oft bis zum Ende an. Mit Vorsicht lässt sich bereits ein prädementielles BPSD-Syndrom erkennen, das jedoch geringe diagnostische und prognostische Kraft besitzt.

Bei vielen Patienten lässt sich rückblickend, katamnestisch vermuten, dass der soziale Rückzug und die depressive Verstimmung möglicherweise in einem Zusammenhang mit der beginnenden Demenz standen. Im mittleren Demenzstadium treten nicht selten Angst, Frustration, Reizbarkeit, Agitation und Aggressivität auf sowie Verkennungen und Schizophrenie-ähnlichen Symptome. Spät im Verlauf können mit abnehmender geistiger und körperlicher Kraft Handlungsstereotypien und Zeichen der psychophysischen Erschöpfung auftreten (Abb. 16). Andere Patienten entwickeln in keiner Phase der Erkrankung derartige Störungen des Erlebens und Verhaltens.

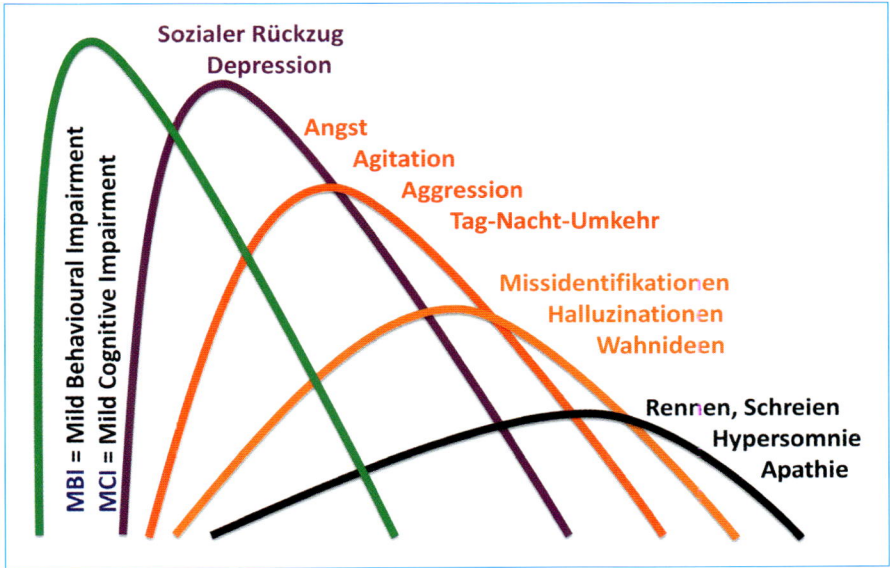

Abb. 16: Typische »nicht-kognitive Symptome« im Verlauf einer Demenz.

Die Störungen lassen sich in Cluster zusammenfassen, die auch an größeren Patientenstichproben belegt werden können (Tabelle 9). Besonders herausfordernd und schwierig umzugehen ist mit den »psychotischen« Symptomen, die aufgrund von Verkennungen, Halluzinationen und wahnhaft bedingten Missverständnissen zu Anspannung, Agitation und Aggressivität eskalieren können.

Tabelle 9: Cluster »nicht-kognitiver Störungen« und mögliche zugrunde liegende Demenz- oder Demenz-ähnliche Erkrankungen.

Cluster	*Symptome*	*Häufig bei*
Emotional	Angst, Depression, Reizbarkeit, ...	DSD, MCI, frühe AD
»Frontal«	Disinhibition, Dysexekutivsyndrom, Verlust der Einsicht, ...	FTD
»Psychotisch«	Verkennungen, Illusionen, Halluzinationen, Wahnideen	DLB, Delir, PCA
Hyperaktiv	Agitation, Aggression, Tag-Nacht-Umkehr, Rennen, Schreien, ...	Mittelschwere und schwere AD
Hypoaktiv	Hypersomnie, Anhedonie, Apathie, psychomotorische Retardierung, ...	FTD und AD im Spätstadium

Sekundäre BPSD. Zahlreiche Erkrankungen älterer Menschen können zu Störungen der Wahrnehmung und des Verhaltens führen. Viele davon sind einer zielgerichteten Behandlung zugänglich, welche die Ursachen der Störung beseitigen oder zumindest die Symptome mildern kann (Tabelle 10).

Tabelle 10: Beispiele gezielt behandelbarer Formen der BPSD bei älteren und dementen Patienten.

Ursachen und Auslöser, z.B.:	*Intervention, z.B.:*
Anticholinergika	Reduktion, Absetzen
Dehydrierung	Rehydrierung
Dunkelheit	Licht
Erschöpfung	Erholung
Fieber	Fiebersenkung, Ursachenbehandlung
Harnwegsinfekt	Hydrierung, Antibiose
Hörminderung	Klare Kommunikation, Hörgerät
Hypoglykämie	Mahlzeit
Immobilität	Aktivierung
Obstipation	Hydrieren, Bewegung, Abführen
Sehminderung	Brille
Somatische Grunderkrankung	Adäquate Behandlung
Umgebung	Anpassung
...	...

Demenz mit Lewy-Körperchen (DLB). Zwischen dem reinen MP und der reinen AD gibt es ein breites neuropathologisches und klinisches Spektrum von Varianten und Komplikationen – Komplikationen aufgrund der ursächlichen Hirnveränderungen, der daraus resultierenden Verhaltensprobleme und durch deren Behandlung.

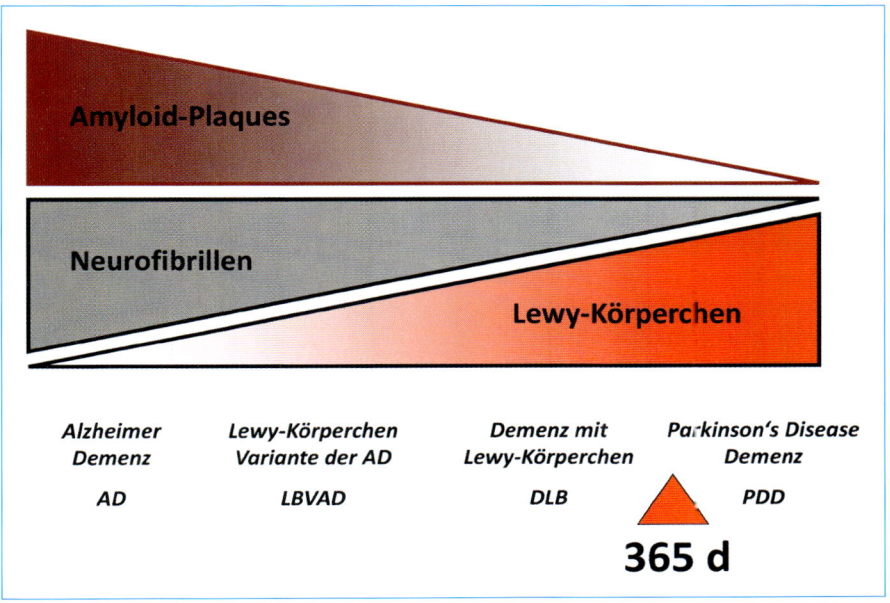

Abb. 17: Das Spektrum der zwischen der reinen Alzheimer Demenz mit Plaques (BA4) und Neurofibrillen (p-tau) einerseits und andererseits dem reinen Morbus Parkinson mit Lewy-Körperchen (alpha-Synuklein).

Leidet ein Patient mehr als ein Jahr unter den extrapyramidalmotorischen Symptomen des MP und entwickelt danach kognitive Störungen, so spricht man bei entsprechender Ausprägung von einer »Demenz bei Morbus Parkinson« (PDD). Gehen kognitive Störungen dem Beginn der motorischen Symptome voraus oder treten sie innerhalb eines Jahres auf, so spricht man von einer Demenz mit Lewy-Körperchen (DLB). Gerade die Patienten mit einer Mischung beider Grunderkrankungen sind für die Entwicklung von visuellen Halluzinationen und starken Fluktuationen prädestiniert.

Die Diagnosekriterien für die DLB sind minimalistisch (Tabelle 11). Diese Kriterien bedeuten im Umkehrschluss, dass es keine Patienten mit einer »Alzheimer Demenz« gibt, deren Verlauf stark fluktuiert, die ausgeprägte visuelle Halluzinationen oder eine Parkinson-Symptomatik (die nicht medikamentös bedingt ist) aufweisen – dabei handelt es sich laut Definition um eine DLB!

Tabelle 11: Diagnosekriterien für die Demenz mit Lewy-Körperchen

Demenz
plus
1. starke Fluktuationen von kognitiver Leistung und Symptomatik
oder
2. visuelle Halluzinationen
oder
3. extrapyramidalmotorische Parkinson-Symptomatik

Das pharmakologische Dilemma. Patienten mit einer DLB leiden also an einer Doppelpathologie: Alzheimer Plaques und Neurofibrillen plus Lewy-Körperchen. Diese beiden neurodegenerativen Prozesse zehren an den Ressourcen des cholinergen Systems (Nukleus basalis Meynert) und des dopaminergen Systems (Substantia nigra). Azetylcholin sorgt für Wachheit und kognitive Klarheit. Azetylcholin senkt das Kaliumruhepotential und erhöht die Erregbarkeit von Pyramidenzellen und Interneuronen; das Übergewicht der Interneuronen führt zu einer verstärkten lateralen Hemmung und damit verbesserten Reizfilterung mit einer Vergrößerung des Signal-Rausch-Abstands. Ein geringes und wechselndes Angebot von Azetylcholin bedingt daher die Fluktuationen der kognitiven Leistungen und der BPSD. Die letzte Wiese des cholinergen Systems sind die höheren visuellen Assoziationsareale im Grenzbereich von Temporoparietal- und Okzipitalkortex. Dies erklärt bei einem Azetylcholinmangel das ungefilterte Vordringen irrelevanter Signale in tertiäre Assoziationsareale und die Expression als hochbedeutsame Gestalten (= visuelle Halluzinationen).

Gerade in dieser vieldeutigen, angstbesetzten, angespannten, mitunter aggressiven Situation wird der Arzt zu Hilfe gerufen, um entsprechende pharmakologische Gegenmaßnahmen zu ergreifen. Prinzipiell zu denken ist dabei an folgende Substanzgruppen:
– *Benzodiazepine* – bei alten Patienten häufig paradoxe Reaktion; bei vorbestehender Benzodiazepin-Abhängigkeit ausnahmsweise Mittel der Wahl. Cave erhöhte Mortalität bei längerfristigem Einsatz.
– *Antidepressiva* – SSRIs und andere Substanzen zeigen keine akute Wirksamkeit, können jedoch im weiteren Verlauf zu einer Beruhigung und besseren Impulskontrolle beitragen. Keinesfalls dürfen alte, trizyklische und damit anticholinerge Substanzen verwendet werden!
– *Distraneurin* – wäre bei halbwegs kooperativen Patienten gut zu verwenden und in der Dosis anzupassen, führt jedoch schnell zur Toleranzentwicklung und Abhängigkeit und noch schneller zur Atemdepression.

- *Konventionelle Neuroleptika* – Haloperidol wäre auch bei unkooperativen Patienten gut anzuwenden, ist jedoch mittelfristig mit einem erhöhten Schlaganfall- und Sterberisiko assoziiert. Dies gilt auch für andere konventionelle Antipsychotika.
- *Atypische Antipsychotika* – Daten aus Phase-III-Studien an alten Menschen mit einer Demenz zeigten für Aripiprazol, Olanzapin, Quetiapin und Risperidon ein 1,5-fach erhöhtes Sterberisiko, sodass allein für Risperidon – eine Substanz mit sehr Haloperidol-artiger Wirkung – eine Zulassung für alte Patienten mit BPSD angestrebt und aufrechterhalten wurde.

Damit ist festzuhalten, dass keine der erwähnten Substanzgruppen und Substanzen vorbehaltlos für die Behandlung von BPSD empfohlen werden kann.

Antidopaminergika bei Dopamin-Mangel: Die neuropharmakologische Ausgangssituation bei einer DLB widerspricht geradezu einem Einsatz von Antipsychotika. Die Patienten leiden unter einem vorbestehenden cholinergen Defizit, das die Entstehung der BPSD begünstigt, und gleichzeitig unter einem dopaminergen Defizit. Der Einsatz der antidopaminergen Antipsychotika bringt die cholinerg/dopaminerge Neurotransmission weiter aus dem Gleichgewicht und dies kann zu einer autonomen Dysregulation mit Tachykardie, Fieber, Rigor, im Extremfall sogar einem malignen Neuroleptika-induzierten Syndrom (MNS) führen.

Empfohlenes Vorgehen bei BPSD: Da keine einfache und sichere medikamentöse Intervention zur Verfügung steht, müssen vor dem Einsatz von Medikamenten andere Therapieoptionen eingesetzt und überprüft werden (Tabelle 12). Bei Gefahr im Verzug (akute Selbst- oder Fremdgefährdung) steht dafür jedoch oft keine Zeit mehr zur Verfügung und ein beherzter Antipsychotika-Einsatz nach sorgfältiger Abwägung der Vor- und Nachteile kann helfen, noch größeren Schaden zu verhindern.

Tabelle 12: Therapeutisches Procedere bei BPSD

1.	Suche nach Auslösern und Ursachen – gezielte Behandlung
2.	Nicht pharmakologische Präventions- und Interventionsversuche, z.B. – Aromatherapie – Entspannungsbehandlung (Jacobson, Snoezelen, ...) – Körperliche Aktivierung, Physiotherapie, Massage – Musikberieselung, Musiktherapie – Psychoedukation von Angehörigen und Pflegepersonal – Sensorische Stimulation – Tagesstrukturierung – u.v.a.
3.	Atypische Antipsychotika bei Gefahr im Verzug oder Unwirksamkeit der anderen Verfahren
4.	Regelmäßige Überprüfung der fortbestehenden Indikation, Dosisanpassung

Die schwersten Fehler im Umgang mit BPSD sind:
- Alkohol- und Benzodiazepinbehandlung (außer bei schwerer Abhängigkeit)
- Die liberale Verwendung von Antipsychotika ...
  - anstelle nicht pharmakologischer Interventionen
  - für ungeeignete, nicht ansprechende Symptome (Schreien, Rennen, ...)
  - bei Vorliegen von (relativen) Kontraindikationen (DLB, lange QTc-Zeit, ...)
  - im Kontext eines »anticholinergen Milieus« mit Polypharmazie bei Multimorbidität
  - »anti-» anstelle von »pro-«, also antidopaminerge Suppression anstelle einer cholinergen Unterstützung
  - schnelle Dosissteigerung
  - Verwendung normaler Erwachsenendosen
  - keine regelmäßige Überprüfung der fortbestehenden Notwendigkeit und Dosierung nach drei, sieben, 14, 28 ... Tagen
- EBM-basierter Nihilismus. Es wird in absehbarer Zeit keine überzeugenden Untersuchungen (RDC-Studien) zur Wirksamkeit der BPSD-Behandlung geben, die sich mit den Antidementiva-Studien zur kognitiven Leistung und Alltagsbewältigung vergleichen lassen, und zwar aufgrund der Heterogenität und Inkonstanz der Symptome, der Überlagerung auf eine sich verschlechternde kognitive Leistung, des wechselnden Einflusses von intrinsischen und extrinsischen Faktoren und vor allem aufgrund ihrer Akuität und Schwere. *Demente Patienten, die nach ethischen Erwägungen in RDC-Studien eingeschlossen werden könnten, sollten überhaupt nicht mit Antipsychotika behandelt werden!* Diese Substanzgruppe muss bei Patienten mit einer Demenz Notfallsituationen vorbehalten bleiben.

Angst, Agitation, Aggressivität – zwei typische Patienten mit akuter »BPSD«

Die »Parkinson-Karriere«: Nach vielen Jahren einer modernen, erfolgreichen Behandlung der extrapyramidalmotorischen Symptomatik mit Dopamin-Agonisten und COMT-Hemmern kann ein alternder Patient angesichts erschöpfter cholinerger Reserven bei dopaminerger Dauerstimulation psychotische Symptome und eine erhebliche angstbedingte Aggressivität entwickeln.
Diagnose: Verdacht auf Dopamin-induzierte Psychose DD, beginnende PDD (wahrscheinlich dopaminerges Übergewicht und – wegen des nun höheren Lebensalters – relatives cholinerges Defizit).
Die Ideallösung besteht nicht darin, einen Psychiater die Parkinson-Therapie sogleich mit hohen Haloperidol-Dosen antagonisieren zu lassen!

Die »Alzheimer-Karriere«: Demente Patienten können im Verlauf der Erkrankung Schizophrenie-ähnliche Symptome zeigen, die bei ungünstigen Bedingungen eskalieren und zu Gewaltausbrüchen führen können.

Diagnose: Verdacht auf DLB! (cholinerges und dopaminerges Defizit!)
Auch hier ist die sofortige Suppression von Halluzinationen und Agitation mittels hoher Neuroleptika-Mengen nicht notwendigerweise das Vorgehen der Wahl.

Empfohlenes Procedere:
1. Sind alle einfachen und rasch wirksamen nicht-pharmakologischen Möglichkeiten ausgeschöpft? (siehe Tabelle 12)
2. Liegen andere Auslöser und Ursachen für BPSD vor, die eine spezifische Behandlung erfordern? (siehe Tabelle 14) Möglicherweise lassen sich anticholinerg wirksame Medikamente rasch reduzieren und absetzen. Tonisch wirkende Dopaminagonisten müssen in dieser Situation wahrscheinlich durch phasisch wirksames L-Dopa ersetzt werden.
3. Besteht eine geeignete Indikation für oder liegen Kontraindikationen gegen eine Antidementiva-Therapie vor? Falls möglich, sollte zügig ein antidementiver Behandlungsversuch eingeleitet werden.
4. Falls die Schritte 1. bis 3. nicht zu dem gewünschten Erfolg führen, oder falls Gefahr im Verzug ist, kann nach Abwägen des Für und Wider mitunter nicht auf den Einsatz von Neuroleptika verzichtet werden.
4.a Bevorzugt werden sollten atypische Neuroleptika in der niedrigst notwendigen Dosis für die kürzest notwendige Zeit, z.B. Quetiapin 25 mg/d (es ist jedoch denkbar, dass in einer aufgeheizten Situation ausnahmsweise auch der parenterale Einsatz von Haloperidol indiziert sein kann)
4.b Buchführung! Aus rechtlichen Gründen ist es für den Arzt unbedingt notwendig, kurz darzustellen, dass
   – Gefahr im Verzug war
   – alle anderen Mittel ausgeschöpft waren bzw. nicht zur Verfügung standen
   – er sich der pharmakologischen Problematik bewusst war (PDD bzw. DLB = cholinerges plus dopaminerges Defizit vor antidopaminerger antipsychotischer Intervention; Gefahr des MNS!)
   – die niedrigst notwendige Dosis verwendet wurde
   – eine Reduktion beziehungsweise ein Absetzversuch in geeignetem zeitlichem Abstand vorgesehen ist

3.3.3 Alzheimer Krankheit und Alzheimer Demenz
2500 vor Christus wurden im ersten Papyrus medizinischen Inhalts die Gebrechen des Alters charakterisiert und dabei auch das Kernproblem der typischen Alzheimer Demenz: die Störung des Neugedächtnisses. 1906 und 1907 publiziert Aloys Alzheimer den Fall einer vergleichsweise jungen Patientin mit rasch verlaufender Demenz und beschreibt jene Hirnveränderungen, die bis heute als diagnostisch für diese neurodegenerative Erkrankung gelten: Plaques und Neurofibrillen. 1909 bezeichnet Emil Kraepelin die präsenile Demenz mit diesen Hirnveränderungen als

»Alzheimersche Erkrankung«. Etwa ab 1970 werden die senile und die präsenile Form gemeinsam als Alzheimer Demenz bezeichnet. 2011 unterscheiden die neuen NIA-AA-Diagnosekriterien zwischen der Alzheimer Erkrankung (= Nachweis einschlägiger Hirnveränderung) und der nachfolgenden Alzheimer Demenz.

Tabelle 13: Risikomodulatoren für die Entwicklung einer neurodegenerativen Alzheimer Demenz, die sich unter anderem aus Genom-weiten Assoziationsstudien (GWAS) ableiten lassen (PAR ist das Populations-attribuierbare Risiko, Werte gerundet; OR, die Odds Ratio bezeichnet das sogenannte Chancenverhältnis; eine OR von 1,2 bedeutet ein 1,2-faches Risiko, also ein 20 Prozent erhöhtes Risiko; eine OR von 0,9 bedeutet ein 10 Prozent geringeres Risiko; [§] die ausführlicheren Bezeichnungen würden nicht wesentlich zur Wahrheitsfindung beitragen).

Risikopolymorphismen			Protektive Genvarianten		
Kurzbezeichnung [§]	PAR	OR	Kurzbezeichnung [§]	PAR	OR
ApoE4	31%	3,8			
CR1	4%	1,2	EPHA1	3%	0,9
BIN1	8%	1,2	CLU	5%	0,9
CD2AP	3%	1,1	PICALM	5%	0,9
ABCA7	3%	1,2	CD33	2%	0,9
HLD-DRB5	3%	1,1	SORL1	1%	0,8
PTK2B	4%	1,1	SLC24A4	2%	0,9
INPP5D	4%	1,1	DSG2		0,7
CELF1	3%	1,1	MEF2C	3%	0,9
FERMT2	1%	1,1	NME8	3%	0,9
TREM2	0%	2,6	ZCWPW1	3%	0,9
PLD3	0%	2,8	CASS4	1%	0,9

Grundlagen. Derzeit erlebt etwa jeder dritte Mensch in der westlichen Welt seine Demenz. Hauptrisikofaktor ist das Alter. Jedoch ist das Risiko zu einem erheblichen Teil durch die genetische Ausstattung eines Menschen bestimmt. Selten determinieren autosomal dominante Mutationen mit hoher Penetranz eine präsenile neurodegenerative Erkrankung, die zur Demenz führt; im Fall der Alzheimer Demenz handelt es sich dabei um Mutationen an APP, PSEN1 und PSEN2. Im Gegensatz zu den seltenen autosomal dominanten Mutationen nehmen in der Breite der Bevölkerung sogenannte Risikopolymorphismen Einfluss auf die Manifestation neurodegenerativer Hirnveränderungen und kognitiver Störungen (Tabelle 13). Sie beeinflussen

– ßA4-Metabolismus – ApoE, CD33, CLU, SORL1, CR1, PICALM, BIN1, ABCA7, CASS4, ...
– Entzündungsprozesse – CLU, CR1, BIN1, ABCA7, CD33, CD2AP, EPHA1, MS4A6A-MS4A4E, TREM2, HLA-DRB5, INPP5D, MEF2C, ...
– Membranprozessierung – PICALM, BIN1, CD33, CD2AP, SORL1, CLU, EPHA1, ...
– Fettstoffwechsel – ApoE, CLU, ABCA7

Auch Träger von Risikopolymorphismen können bereits in den ersten Lebensjahren strukturelle Hirnveränderungen zeigen, die möglicherweise eine geringere geistige Reserve signalisieren. Die geistige und körperliche Fitness im Jugendalter schützt gegen Demenz, während alle möglichen Krankheitsindikatoren von Depression zu Alkohol- und Medikamentengebrauch mit einem höheren Demenzrisiko Jahrzehnte später assoziiert sind.

Prävention. Es gibt mehrere Hinweise auf einen Rückgang der altersbezogenen Demenzrate, d.h. im Vergleich zur letzten Generation leidet heute ein deutlich geringerer Anteil von 60- oder 80-Jährigen an einer Demenz. Dieser Rückgang pro Altersstufe konkurriert jedoch mit der weiter ansteigenden Lebenserwartung. Sowohl die ansteigende Lebenserwartung als auch die rückläufige Demenzrate haben vermutlich mit einer immer besseren Bewältigung behandelbarer Risikofaktoren zu tun.

Tabelle 14: (Behandelbare) Risikofaktoren der (Alzheimer)-Demenz (RR = Relatives Risiko; PAR = Populations-attribuierbares Risiko, d.h. so viele Prozent der Demenz-»Fälle« könnten bei optimaler Behandlung dieses Risikofaktors verhindert werden; Kommunalität = mit anderen Faktoren gemeinsamer Varianzanteil)

Risikofaktor	RR	Prävalenz	PAR	Kommunalität ca.
Diabetes mellitus	1,5	7 Prozent	3 Prozent	50 Prozent
Hypertonus	1,6	12 Prozent	7 Prozent	65 Prozent
Adipositas	1,6	7 Prozent	4 Prozent	45 Prozent
Depression	1,7	20 Prozent	11 Prozent	40 Prozent
Körperl. Inaktivität	1,8	31 Prozent	20 Prozent	50 Prozent
Nikotinismus	1,6	27 Prozent	14 Prozent	60 Prozent
Geringe Ausbildung	1,6	27 Prozent	14 Prozent	45 Prozent

Durch eine noch effektivere Vorbeugung und Behandlung oben genannter Faktoren ließen sich die Demenzerkrankungen noch weiter hinausschieben. Steigert z.B. körperliche Inaktivität das Risiko, in einem bestimmten Alter dement zu sein, um 80 Prozent, so steigert das gleichzeitige Vorliegen von Inaktivität (1,8), Depression (1,7) und Rauchen (1,6) das Risiko um das nahezu Fünffache. Protektiv wirken eine gesunde, kalorienangepasste Diät (Tabelle 15).

Tabelle 15: Alzheimer-Erkrankung und -Demenz; Ernährungsrisiken und Diätempfehlungen (ohne Angabe des Evidenzgrades).

Ernährungsrisiken	Diätempfehlungen
– Gesättigte Fettsäuren (rotes Fleisch, Gebratenes, Süßspeisen, Milchprodukte – im Übermaß) – Aluminium vermeiden (Kochgeschirr, Antazida, ...)	– Kohlenhydrate und Proteine aus Gemüse und Früchten – Fisch (statt Fleisch) – Mehrfach ungesättigte Fettsäuren – 15ug/d Vitamin E aus Samen, Nüssen, Gemüsen, Vollkorn (nicht aus Supplementen) – 2,4 ug/d Vitamin B12 (auch aus Supplementen)

Große prospektive Interventionsstudien über sehr lange Zeiträume liegen nicht vor und dennoch darf deduziert werden, dass die Behandlung von Diabetes mellitus, Hypertonus und Depression das Demenzrisiko senkt. Im Stadium der Depression ist das Gehirn hohen Cortisonkonzentrationen ausgesetzt und leidet unter einem Mangel von ßA4-Antikörpern und Nervenwachstumsfaktor (BDNF). Bei schlechtem Schlaf wird das im Wachzustand angehäufte zerebrale ßA4 nicht effektiv eliminiert. Am schwersten wiegt wahrscheinlich der Umstand, dass das tagtägliche und allnächtliche kognitive Training nicht mit der gleichen Energie betrieben werden kann.

Diagnostik. Die ersten Alzheimerveränderungen finden sich bereits in den pigmentierten Kerngebieten des Hirnstamms von Kindern. Über viele Jahrzehnte nehmen die Alzheimer Flecken (Amyloid Plaques) und die fädigen intraneuronalen tau-Ablagerungen (Neurofibrillen) zu.

Kann man die Alzheimer Plaques am lebenden Menschen mit Hilfe des Amyloid-Imaging darstellen, so erfüllt der Betreffende die Kriterien für das erste, das Amyloidstadium der Alzheimer Krankheit nach NIA-AA. Im zweiten Stadium werden Nervenzellen zerstört (Neurodegeneration) und Inhaltsstoffe der Nervenzellen – z. B. tau – werden freigesetzt und steigen im Liquor cerebrospinalis an. Erst im

dritten Stadium fallen Beschwerden auf. Zunächst im Sinne einer leichten kognitiven Störung (MCI), dann einer Demenz mit einer signifikanten Verschlechterung
der Alltagsbewältigung (ADL).

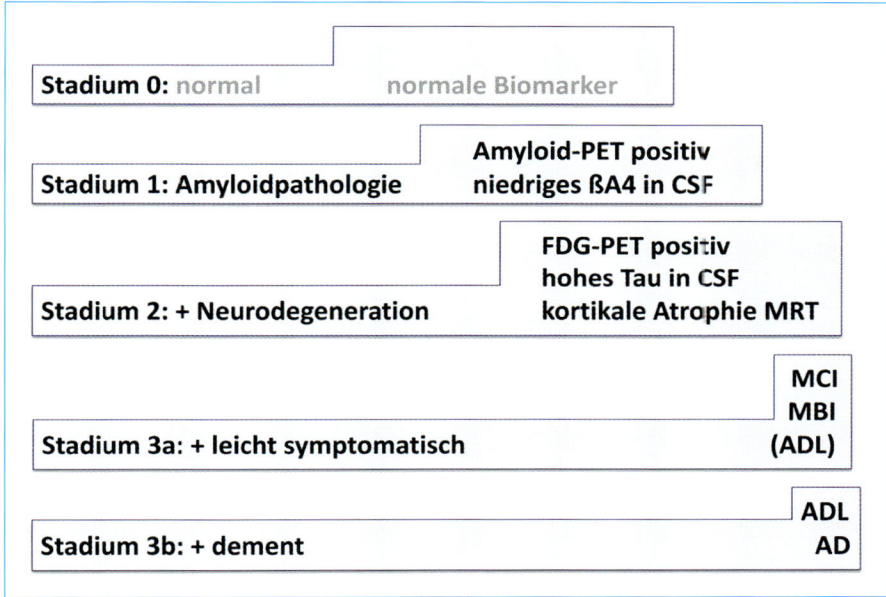

Abb. 18: Die präklinischen Stadien der Alzheimer Krankheit und die klinischen Stadien bis zur Alzheimer
Demenz. Stadium 1 – Amyloidpathologie; Stadium 2 – Neurodegeneration (=Nervenzellzerstö-
rung); Stadium 3a – Stadium der leichten kognitiven Störung; Stadium 3b – Alzheimer Demenz.

Auch atypische Manifestationsformen der Demenz mit außergewöhnlicher Lo-
kalisation und entsprechender Symptomatik können mit Hilfe der biochemischen
Marker und der Bildgebung auf eine Alzheimer Krankheit zurückgeführt werden:
die Posteriore Atrophie; die Logopenische Demenz; frontale Frühmanifestationen
(Tabelle 16). Neuropathologisch entspricht die im mittleren Lebensalter beginnende Demenz bei Trisomie 21 einer präsenil auftretenden Alzheimer Krankheit.
Die überwiegende Mehrzahl der Patienten mit manifester Demenz leidet unter einer gemischten Pathologie mit Alzheimer Neurofibrillen, ßA4-Plaques sowie einer
Vaskulopathie, alpha-Synucleopathie, Tauopathie, Hippocampusläsionen anderer
Genese, metabolisch bedingten Veränderungen und Entzündungsfolgen (in abstei-
gender Reihenfolge).

Tabelle 16: Kriterien für die Alzheimer Demenz (AD) und ihre Varianten.

	Präklinische AD A + B	Typische AD Stets A + B	Atypische AD Stets A + B	Gemischte Demenz A + B
A. Symptome	keine	Amnesie (hippocampal)	**Posteriore Atrophie:** occipitotemporal, biparietal **Logopenische Demenz Frontale Demenz Down's Syndrom**	Amnesie & **CVD**: nach Anamnese und Befund Oder **DLB**: nach Befund
B. Biomarker	CSF ($\downarrow$ßA4, $\uparrow$tau), oder Amyloid PET + oder PSEN1, PSEN2, APP, Trisomie 21	CSF ($\downarrow$ßA4, $\uparrow$tau) Amyloid PET + PSEN1, PSEN2, APP +	CSF ($\downarrow$ßA4, $\uparrow$tau) Amyloid PET + PSEN1, PSEN2, APP +	CSF ($\downarrow$ßA4, $\uparrow$tau) or Amyloid PET + & **CVD**: MRI oder **DLB**: Dopamin-Transporter PET
Ausschlussmerkmale		Anamnese: plötzlicher Beginn Symptome: fokal, *EPMS, BPSD* DD: – Non-AD – Depression – CVD – Toxisch – Entzündlich – ...	Anamnese: plötzlicher Beginn, frühe Amnesie (episodisches Ged.) DD: – Depression – CVD – Toxisch – Entzündlich ...	
Relativer Anteil an den manifesten Demenzen		5 Prozent	5 Prozent	90 %

Leichte kognitive Beeinträchtigung (MCI). In der Phase einer leichten kognitiven Störung müssen diagnostische Maßnahmen intensiv betrieben werden, um potentiell behandelbare Demenzursachen oder beteiligte Faktoren zu identifizieren. Noch kann sich eine Gelegenheit bieten, Bluthochdruck, Herzrhythmusstörungen und Diabetes mellitus besser zu behandeln, um gegebenenfalls die kognitive Leistungsfähigkeit wieder zu verbessern oder ein Fortschreiten zu verhindern. Das Risiko von Schlaganfällen kann ebenfalls möglicherweise gesenkt werden. Rüstige Rentner sind häufig bereit und imstande, neue sportliche, geistige und soziale Aktivitäten aufzugreifen oder zu intensivieren. Der Schuss vor den Bug ist jetzt eher imstande zu einer gesundheitlichen Umstellung zu führen und den Genuss von zu viel Alkohol oder andere ungesunde Verhaltensweisen aufzugeben. Wichtige finanzielle Angelegenheiten können jetzt kompetent gelöst werden. Bestätigt sich die Diagnose einer neurodegenerativen Erkrankung, so besteht jetzt die Chance, sich auf ein Leben ohne Pkw umzustellen.

Tabelle 17: Leichte kognitive Beeinträchtigung (MCI) – klinische Diagnosekriterien.

1.	Nicht kognitive normal und (noch) nicht dement.
2.	Verschlechterung der Kognition
	plus
a.	Patient und/oder Angehörige berichten über Verschlechterung
	plus
	Beeinträchtigung in objektiven Tests
	und/oder
b.	Evidenz einer Verschlechterung in objektiven kognitiven Tests
3.	erhaltene basale Aktivitäten des täglichen Lebens (ADL) oder minimale Beeinträchtigung komplexer ADL

Kausale Therapieansätze: Bisher hatten kausal orientierte Therapieversuche bei Patienten keinen überzeugenden Erfolg, die bereits unter einer Demenz litten. Daher wird versucht, die Interventionen immer früher – also bereits bei Auftreten diskreter Defizite – und sogar schon bei Personen mit beginnender Alzheimer Krankheit, aber ohne kognitive Störungen, einzusetzen. Damit verlieren die klinischen Symptome bei diesen Untersuchungen auch an Bedeutung als »Endpunkte«, also Zielgrößen, die durch den Therapieversuch beeinflusst werden sollen. In den Vordergrund rücken damit Surrogatmarker, die den zugrundeliegenden Krankheitsprozess reflektieren. Als solche wurden unter anderem gewählt:

– *Bildgebung:* strukturelle Veränderungen im MRT, funktionell relevante Veränderungen im Glucose oder Amyloid-PET.

– *Molekulare Marker* (überwiegend im CSF): ßA4 und andere lösliche Amyloid-Varianten, phospho-tau, Gesamt-tau, BDNF, C-reaktives Protein, TNF-alpha.

Falls sich der erwartete Effekt auf diese Surrogatmarker zeigen lässt, muss aber immer noch in einem nächsten Schritt die klinisch relevante Wirksamkeit demonstriert werden: die Verzögerung der Demenzentwicklung. Es wurde versucht, die Neurofibrillenbildung zu verhindern, mit sogenannten Sekretase-Modulatoren die Entstehung von ßA4 zu bremsen oder mit immunologischen Ansätzen die Belastung mit Amyloid zu reduzieren. Vermutlich sind es nicht die abgelagerten ßA4-Plaques, sondern die ßA4-Moleküle und -Oligomere, welche eine synaptische Schädigung hervorrufen (oxidativer Stress, Insulinresistenz, Verhinderung axonalen Transports, Verminderung der Cholinazetyltransferase und damit verminderte Verfügbarkeit von Azetylcholin, eingeschränkte synaptische Plastizität und Zelltod).

Ein erster Versuch der aktiven Immunisierung gegen ßA4 mit AN-1792 scheiterte erstens an den zu befürchtenden Enzephalitiden – schließlich wurde gegen ein körpereigenes Eiweiß immunisiert – und zweitens an der mangelnden klinischen Wirkung. Seither wurde eine Reihe monoklonaler Antikörper und Immunglobuline zur passiven Immunisierung gegen ßA4 untersucht (Tabelle 18). Für Solanezumab ergaben sich jüngst Hinweise, dass ein möglichst früher Behandlungsbeginn einen nachhaltigeren, über eine rein symptomatische Wirkung hinausgehenden günstigen Effekt besitzen könnte. Aducanumab – ein monoklonaler Antikörper gegen Amyloid-Oligomere – zeigte in Phase I und II sowie der Zwischenauswertung einer laufenden Phase III Studie an Patienten mit positivem Amyloid-Scan und höchstens leichter Demenz (CDR 0,1 bis 1; MMSE > 19) die Abnahme von Amyloid-Ablagerungen und eine im Vergleich zur Kontrollgruppe geringere Verschlechterung der Leistungsfähigkeit; an Nebenwirkungen wurden jedoch Kopfschmerzen, Verwirrtheit und ARIAs registriert. Noch immer ist der Beweis einer klinischen Nützlichkeit monoklonaler Antikörper damit nicht erbracht.

Tabelle 18: Monoklonale Antikörper und Immunglobuline zur passiven Immunisierung gegen ßA4.

Substanz	Entwickler	ßA4 Epitop	Phase
Aducanumab	Biogen	N-terminal	Ib
BAN2401	Eisai/Bioarctic	Protofibrillen	IIb
Bapineuzumab	Elan/Wyeth	N-terminal	III
Crenezumab	Genentech	Löslich + Plaques	II
Gammagard IVIG	ADCS/Baxter	Aggregate	III
Gantenerumab	Roche/Morphosys	N-terminal + Mitte	III
Ponezumab	Pfizer	C-terminal	II
Solanezumab	Eli Lilly	Löslich, Mitte	III

Derzeit werden auch noch aktive Immunisierungsansätze untersucht (Janssen ACC-001, Phase II; Novartis CAD106, Phase I). Voraussichtlich ist erst in mehr als zehn Jahren zu entscheiden, ob und für welche Personen sich entsprechende kausal orientierte Interventionen bei vertretbaren Nutzen/Risiko-Quotienten eignen.

Möglicherweise wird die Wirksamkeit heute bereits verfügbarer symptomatischer Interventionen auch durch weitere Ansätze nicht gesteigert werden können. Dennoch darf die Entwicklung und Untersuchung innovativer Therapieprinzipien für Patienten mit manifester Demenz nicht vernachlässigt werden, ob es sich dabei um bekannte Wirkprinzipien handelt (wie BDNF) oder um neue Substanzen mit innovativen Ansatzpunkten (wie den Serotonin-Rezeptor-Antagonisten Idalopirdin). Überlegungen, wie das Gehirn im Stadium der Demenz besser stimuliert, versorgt und entgiftet werden kann, sind auch von neurochirurgischer Seite legitim (Tiefenhirnstimulation, Stammzellimplantation, intraventrikuläre Infusionen, CSF-Shunt, ...).

»Alzheimer Infektion«. Der Grundgedanke einer »Infektion« (lat.: herein tragen) bestand ursprünglich darin, dass unter gefährlichen Bedingungen etwas ganz Fremdes und Anderes (z.B. Pest-Bazillen) ausnahmsweise von außen in den gesunden Organismus hereingebracht wird, das Leid und Tod verursachen kann. Es erscheint gewöhnungsbedürftig, dass sich selbstgemachte, ureigenste Bausteine unseres Wirtsorganismus mit ungünstigen Eigenschaften über lange Zeiträume anhäufen und unter ungünstigen Einflüssen – siehe Risikofaktoren – physiologische Funktionen nicht mehr erfüllen, zu einem Ballast werden, der nicht abgeworfen werden kann und dann noch weitere selbstgefährdende Eigenschaften entwickeln.

Als Anhaltspunkte für eine Infektionshypothese der Alzheimer Krankheit können angesehen werden:
– Das gesteigerte Risiko pflegender Ehepartner, selbst zu erkranken
– Häufiger Nachweis von Spirochaeten, Chlamydien, Herpes und anderen Keimen und abgelaufenen Infektionen
– Infektionen und Entzündungen als Auslöser einer kognitiven Verschlechterung
– Zusammenhang von Apolipoprotein E-Polymorphismus und Immunität
– Wirkung von ßA4 als Antibiotikum
– synaptische Weitergabe pathogener Prinzipien
– Risikofaktor artverwandtes Eiweiß (der Verzehr von Schweinefleisch anstelle von Fisch, Nüssen, ...)

Noch eindrucksvoller vom Darm retrograd über das unmyelinisierte visceromotorische Nervensystem hin zum verlängerten Rückenmark, Hirnstamm, limbischen System und letztlich Neokortex kann der Weg der alpha-Synuklein-Pathologie beim Morbus Parkinson nachgezeichnet werden. Letztlich lassen sich die Daten zum Risiko Adipositas und Diät umdeuten: Nicht mehrfach ungesättigte Fettsäuren, Fische, Nüsse, ... sind gesund, sondern rotes, artverwandtes Schweinefleisch etc. machen krank. Eine »gesunde« Diät führt einfach zu einer Verminderung der »Infektionsdosis«. Eigene vulnerable Proteine sind jederzeit durch ähnliche Eiweiße anderer Konfiguration zum Kippen aus einer helikalen in eine Faltblattstruktur zu bringen und zu aggregieren. Nach Robert Koch mussten vier Kriterien erfüllt sein, um von einer Infektionskrankheit sprechen zu können: (1) Identifikation eines »Organismus«: Dieser Begriff ist durch Viren und Prionen ohnehin aufgeweitet; (2) Züchtung in Reinkultur: Hierfür wären spezifische körpereigene Proteine in einem bestimmten Milieu notwendig; ein einfacher Agar genügt nicht; (3) Infektion aus Reinkultur: Wenn man die Punkt 1 und 2 bejahen würde, müsste man nach neuen Ergebnissen auch nicht zögern, diesem Punkt 3 zuzustimmen; (4) erneute »Auszüchtung«, auch dies wäre eventuell möglich, wenn man den Begriff und die Bedingungen sehr erweitern würde. Der wesentliche Unterschied zu einer »richtigen« Infektion scheint darin zu bestehen, dass der Wirt hier alle wesentlichen Voraussetzungen an Material und Mechanismen zur Neurodegeneration in sich trägt und ein schädliches Agens, das diesen Prozess anschiebt, nicht viel mehr mitbringen muss als sich selbst – wenngleich in großer Menge.

Ein Blick zurück zeigt, dass Epidemien und Endemien, die einstmals als Strafe Gottes oder zumindest unvermeidliches Schicksal aufgefasst worden waren, durch neue toxikologische und infektiologische Einsichten vermeidbar oder behandelbar wurden. Bleibt zu hoffen, dass Methoden der Toxikologie, Infektiologie und Immunologie auch zu neuen Erkenntnissen über und verbesserten Mitteln gegen die neurodegenerativen Epidemien der Gegenwart verhelfen.

Weiterführende Literatur

Einführung

Baron JH (2009) Sailor's scurvy before and after James Lind – a reassessment. Nutrition Reviews Bulletin of the History of Medicine 69: 255-270 67: 315-332

Carter KC et al. (1995) Five documents relating to the final illness and death of Ignaz Semmelweis. 69: 255-270

Eaton SB et al. (1988) Stone Agers in the fast lane: chronic degenerative diseases in evolutionary perspective. The American Journal of Medicine 84: 739-749

Förstl H (2016) Demenzen. Schattauer, Stuttgart.

Leucht S et al. (2013) Putting the efficacy of psychiatric and general medicine medication into perspective: review of meta-analyses. British Journal of Psychiatry 200: 97-106

Ergotismus

Alm T, Elvevag B (2012) Ergotism in Norway. Part I: The symptoms and their interpretation from the late Iron Age to the seventeenth century. Part II: From the eighteenth century onwards. History of Psychiatry 24: 15-33; 131-147

Avihingsanon A et al. (2014) Ergotism in Thailand cased by increased access to antiretroviral drugs: a global warning. Topics in Antiretroviral Medicine 21: 165-166

de Assis Aquino Gondium F et al. (2015) Neuropsychiatric phenomena in the medieval text Cantigas de Santa Maria. Neurology 84: 1991-1996

Eadie ML (2003) Convulsive ergotism: epidemics of the serotonin-syndrome. Lancet Neurology 2: 429-434

Sinz A (2008) Die Bedeutung der Mutterkorn-Alkaloide als Arzneistoffe. Pharmazie unserer Zeit 4: 306-309

Schwermetallvergiftungen

Ekino S et al. (2007) Minamata disease revisited: an update on the acute and chronic manifestations of methyl mercury poisoning. Journal of the Neurological Sciences 262: 131-144

Kim DS et al. (2012) Global trends in mercury management. Journal of Preventive Medicine and Public Health 45: 364-373

Mathee A et al. (2015) Retrospective investigation of a lead poisoning outbreak from the consumption of an Ayurvedic medicine: Durban, South Africa. International Journal of Environmental Research and Public Health 12: 7804-7813

Montes-Santiago J (2013) The lead-poisoned genius: saturnism in famous artists across five centuries. Progress in Brain Research 203: 223-240

Riva MA et al. (2012) Lead poisoning: historical aspects of a paradigmatic »occupational and environmental disease«. Safety and Health at Work 3: 11-16

Tsuchiya K (1969) Causation of ouch-ouch disease (Itai-Itai Byo) I: Nature of the disease. II: Epidemiology and evaluation. Kaio Journal of Medicine 18: 181-194; 195-211

Beri-Beri, Wernicke-Korsakoff-Syndrom

Chisholm-Straker M, Cherkas D (2013) Altered and unstable: wet beriberi, a clinical review. Journal of Emergency Medicine 45: 341-344

Eggersdorfer M et al. (2012) One hundred years of vitamins – a success story of the natural sciences. Angewandte Chemie International Edition 51: 12960-12990

Guly HR (2012) »Polar anemia«: cardiac failure during the heroic age of Antarctic exploration. Polar Record 48: 157-164

Latt N, Dore G (2014) Thiamine in the treatment of Wernicke encephalopathy in patients with alcohol use disorders. Internal Medicine 44: 911-915

Manzo G et al. (2014) MR Imaging findings in alcoholic and nonalcoholic acute Wernicke's encephalopathy: a review. BioMed Research International ID 503596

Milone M et al. (2014) Wernicke encephalopathy in subjects undergoing restrictive weight loss surgery: a systematic review of literature data. European Eating Disorders Review 22: 223-229

Piro A et al. (2010) Casimir Funk: his discovery of the vitamins and their deficiency disorders. Annals of Nutrition and Metabolism 57: 85-88

Sechi GP et al. (2007) Wernicke's encephalopathy: new clinical settings and recent advances in diagnosis and management. Lancet Neurology 6: 442-455

Staiger C (2009) Zur Geschichte der Vitaminmangelerkrankungen. Pharmazie unserer Zeit 38: 112-116

Stroh C et al. (2014) Beriberi – a severe complication after metabolic surgery – review of the literature. Obesity Facts 7: 246-252

Neurosyphilis

Clement ME et al. (2014) Treatment of syphilis – a systematic review. JAMA 312: 1905-1917

Frith J (2012) Syphilis – its early history and treatment until penicillin, and the debate on its origins. Journal of Military and Veterans Health 20: 49-58

Ghanem KG (2010) Neurosyphilis – a historical perspective and review. CNS Neuroscience and Therapeutics 16: e157-e168

Gross G et al. (2013) Syphilis: Pathologie und Klinik. Hautarzt 64: 771-790

Mattei PL et al. (2012) Syphilis: a reemerging infection. American Family Physician 86: 433-440

Read PJ, Donovan B (2012) Clinical aspects of adult syphilis. Internal Medicine Journal 42: 614-620

Shah BB, Lang A (2012) Acquired neurosyphilis presenting as movement disorders. Movement Disorders 27: 690-695

Neuroborreliose

Halperin JJ (2015) Chronic Lyme disease: misconceptions and challenges for patient management. Infection and Drug Resistance 8: 119-128

Nau R et al. (2009) Lyme Disease – current state of knowledge. Deutsches Ärzteblatt 106: 72-82

Rupprecht T et al. (2015) Rationale Antibiotikatherapie. Schriftenreihe der Bayerischen Landesapothekerkammer 90

Schmidt H et al. (2015) Neurocognitive functions and brain atrophy after proven neuroborreliosis: a case-control study. BMC Neurology 15: 139

AIDS, HIV

Alfahad TB, Nath A (2013) Update on HIV-associated neurocognitive disorders. Current Neurology Neuroscience Reports. 13:doi:10.1007

Deeks SG et al. (2013) The end of AIDS: HIV infection as a chronic disease. The Lancet 382: 1525-1533

Goforth HW et al. (2015) Then and now ... HIV consultation psychiatry update. In: Balon R, Wise TN (Hrsg.) Clinical Challenges in the Biopsychosocial Interface. Advances in Psychosomatic Medicine 34: 49-60

Maartens G et al. (2014) HIV infection: epidemiology, pathogenesis, treatment and prevention. The Lancet 384: 258-271

Piot P et al. (2015) Defeating AIDS – advancing global health. The Lancet 386: 171-218

Herpes simplex

Jouan Y et al. (2015) Long-term outcome of severe herpes simplex encephalitis; a population-based observational study. Critical Care 19: 345

Kennedy PGE et al. (2013) Recent issues in herpes simplex encephalitis. Journal of Neurovirology 19: 346-350

Sabah M et al (2012) Herpes simplex encephalitis. BMJ 344: e33166

Stahl JP et al. (2012) Herpes simplex encephalitis and management of acyclovir in encephalitis patients in France. Epidemiology Infection 140: 372-381

Limbische Enzephalitis und Autoimmunenzephalitiden

Afshari M et al. (2012) Pearls and Oysters: Hashimoto-encephalopathy. Neurology 78: e134-137

Alink J et al. (2008) Unexplained seizures, confusion or hallucinations: think Hashimoto encephalopathy. Acta Paediatrica 97: 451-453

Armangue T et al. (2014) Autoimmune encephalitis as differential diagnosis of infectious encephalitis. Current Opinion in Neurology 27: 361-368

Asztely F et al. (2012) The diagnosis and treatment of limbic encephalitis. Acta Neurologica Scandinavica 126: 365-375

Heine J et al. (2015) Imaging of autoimmune encephalitis – relevance for clinical practice and hippocampal function. Neuroscience S0306–4522 (15) 00479-0

Lancaster E et al. (2011) Antibodies to metabotropic glutamate receptor 5 in the Ophelia syndrome. Neurology 77: 1698-1701

Levite M (2014) Glutamate-receptor antibodies in neurological disease: anti-AMPA-GluR3 antibodies, Anti-NMDA-NR-antibodies, Anti-NMDA-NR2A/B antibodies, Anti-mGluR1 antibodies or anti-mGluR5 antibodies are present in subpopulations of patients with either: epilepsy, encephalitis, cerebellar ataxia, systemic Lupus erythematodes (SLE) and neuropsychiatric SLE, Sjogren's syndrome, Schizophrenia, Mania or Stroke. These autoimmune anti-glutamate receptor antibodies can bind neurons in few brain regions, activate glutamate receptors, decrease glutamate receptor's expression, impair glutamate-induced signaling and function, activate Blood-Brain Barrier endothelial cells, kill neurons, damage the brain, induce behavioral/psychiatric/cognitive abnormalities and Ataxia in animal models, and can be removed or silenced in some patients by immunotherapy. Neurology and Preclinical Neurological Studies. Journal of Neural Transmission 121: 1029-1075

Leypoldt F et al. (2013) Paraneoplastic neurological syndromes. Clinical and Experimental Immunology 175: 336-348

Quartuccio N et al. (2015) The role of PET/CT in the evaluation of patients affected by limbic encephalitis: a systematic review of the literature. Journal of Neuroimmunology 284: 44-48

Ramanathan S et al. (2014) Autoimmune encephalitis: recent updates and emerging challenges. Journal of Clinical Neuroscience 21: 722-730

Sen A et al. (2014) Pathognomonic seizures in limbic encephalitis associated with anti-LGI1 antibodies. The Lancet 383: 2018

Singh TD et al. (2014) The spectrum of acute encephalitis – causes, management, predictors of outcome. Neurology 84: 359-366

Stich O et al. (2013) Paraneoplastische neurologische Symptome. Nervenarzt 84: 455-460

Wang J et al. (2013) Cognitive impairments in Hashimoto's encephalopathy: a case-control study. PLOS one 8: 1-6

Prionosen

Collinge J et al. (2008) A clinical study of kuru patients with long incubation periods at the end of the epidemic in Papua New Guinea. Philosophical Transactions of the Royal Society B 363: 3725-3739

Collinge J et al. (2006) Kuru in the 21st century – an acquired human prion disease with very long incubation periods. The Lancet 367: 2068-2074

Dupiereux I et al. (2009) Creutzfeldt-Jakob, Parkinson, Lewy Body Dementia, and Alzheimer Diseases: from diagnosis to therapy. Central Nervous System Agents in Medicinal Chemistry 9: 2-11

Liberski PP, Brown P (2009) Kuru: its ramifications after fifty years. Experimental Gerontology 44: 63-69

Paterson RW et al. (2012) Differential diagnosis of Jakob-Creutzfeldt disease. Archives of Neurology 69: 1578-1582

Morbus Parkinson

Cersosimo MG (2015) Gastrointestinal biopsies for the diagnosis of alpha-synuclein pathology in Parkinson's disease. Gastroenterology Research and Practice 476041

Fasano A et al. (2015) Gastrointestinal dysfunction in Parkinson's disease. Lancet Neurology 14: 625-639

Goetz C et al. (2004) Movement Disorder Society Task Force Report on the Hoehn and Yahr staging scale: status and recommendations. Movement Disorders 19: 1020-1028

Horowski R et al. (2000) From Wilhelm von Humboldt to Hitler – are prominent people more prone to have Parkinson's disease? Parkinsonism and Related Disorders 6: 205-214

Hubsher G et al. (2012) Amantadine – the journey from fighting flu to treating Parkinson disease. Neurology 78: 1096-1099

Kalia LV et al. (2015) Disease-modifying strategies for Parkinson's disease. Movement Disorders 30: 1442-1450

Kalia LV, Lang AE (2015) Parkinson's disease. The Lancet doi 10.1016

Lees AJ et al. (2015) Four pioneers of L-dopa treatment. Movement Disorders 30: 19-36

Olanow CW, Brundin P (2013) Parkinson's disease and alpha-synuclein: is Parkinson's disease a prion-like disorder? Movement Disorders 28: 31-40

Visanji NP et al. (2013) The prion hypothesis in Parkinson's disease: Braak to the future. Acta Neuropathologica Communications 1: 2-12

BPSD

Ballard C et al. (2009) The dementia antipsychotic withdrawal trial (DART-AD): long-term follow-up of a randomised placebo-controlled trial. The Lancet Neurology 8: 151-157

Hort J et al. (2010) EFNS guidelines for the diagnosis and management of Alzheimer's disease. European Journal of Neurology 17: 1236-1248

Alzheimer Krankheit und Alzheimer Demenz

Barnard ND et al. (2014) Dietary and lifestyle guideline for the prevention of Alzheimer's disease. Neurobiology of Aging 35: 574-578

Beekes M et al. (2014) Is there a risk of prion-like disease transmission by Alzheimer- or Parkinson-associated protein particles? Acta Neuropathologica 128: 463-475

Cauwenberghe C et al. (2015) The genetic landscape of Alzheimer disease: clinical implications and perspectives. Genetics in Medicine doi 10.1038

Dubois B et al. (2014) Advancing research diagnostic criteria for Alzheimer's disease: the IWG-2 criteria. Lancet Neurology 13: 614-629

Goedert M (2015) Alzheimer's and Parkinson's diseases: the prion concept in relation to assembled Aß, tau and alpha-synuclein. Science 349 doi 10.1126

Jaunmuktane Z et al. (2015) Evidence for human transmission of amyloid-ß pathology and cerebral amyloid angiopathy. Nature 525: 247-250

Jucker M, Walker LC (2013) Self-propagation of pathogenic aggregates in neurodegenerative diseases. Nature 501: 45-51

Karch C et al. (2014) Alzheimer's disease genetics: from bench to the clinic. Neuron 83: 11-26

Kovacs G et al. (2013) Non-Alzheimer neurodegenerative pathologies and their combinations are more frequent than commonly believed in the elderly brain: a community-based autopsy series. Acta Neuropathologica 126: 365-384

Langa KM, Levine DY (2014) The diagnosis and management of mild cognitive impairment – a clinical review. Journal of the American Medical Association 312: 2551-2561

Lannfeldt L et al. (2014) Amyloid-directed immunotherapy for Alzheimer's disease. Journal of Internal Medicine 275: 284-295

Laxton AW et al. (2014) The neurosurgical treatment of Alzheimer's disease. Stereotactic and Functional Neurosurgery 92: 269-281

McKhann G et al. (2011) The diagnosis of dementia due to Alzhimer's disease. Alzheimer's and Dementia 7: 263-269

Norton S et al. (2014) Protential for primary prevention of Alzheimer's disease: an analysis of population-based data. The Lancet Neurology 13: 788-794

Sperling R et al. (2014) The evolution of preclinical Alzheimer's disease: Implications for prevention trials. Neuron 84: 608-622

Tuszynski MH et al. (2015) Nerve growth factor gene therapy: activation of neuronal responses in Alzheimer disease. JAMA Neurology doi 10.1001

Viola KL, Klein WL (2015) Amyloid ß oligomers in Alzheimer's disease pathogenesis, treatment and diagnosis. Acta Neuropathologica 129: 183-206

Wilkinson D et al. (2014) Safety and efficacy of idalopirdine, a 5-HT6 receptor antagonist, in patients with moderate Alzheimer's disease: a randomised, double-blind, placebo-controlled phase II trial. Lancet Neurology 13: 1092-1099

Wisniewski T et al. (2015) Immunotherapeutic approaches for Alzheimer's disease. Neuron 85: 1162-1176

Yu YJ, Watts R (2013) Developing therapeutic antibodies for neurodegenerative diseases. Neurotherapeutics 10: 459-472

Zou Z et al. (2014) Clinical genetics of Alzheimer's disease. BioMed Research International doi 10.1155

Teil II
Organisch bedingte psychische Störungen

Die medikamentöse Behandlung

Dr. Hans-Dieter Schweiger

1. Einleitung

In den folgenden Kapiteln geht es um die Behandlung von psychischen Störungen, die allein oder überwiegend auf nachweisbare Hirnschädigungen oder Hirnfunktionsstörungen zurückzuführen sind.

Die Ursachen der Hirnschädigungen sind sehr vielfältig. Sie können vaskulär bzw. hypoxämisch bedingt sein (z. B. Gefäßkrankheiten) oder entzündlich (Enzephalitis z. B. bei HIV-Infektionen oder Syphilis), durch primär degenerative Prozesse (z. B. Alzheimer-Demenz, Parkinson), raumfordernde Prozesse (Tumor), durch Infektionen (z. B. Viren, Prionen), durch immunologische Prozesse (z. B. Limbische Enzephalitis) oder durch Schädel-Hirn-Traumata.

Hirnfunktionsstörungen können auf primär nicht-zerebrale Störungen zurückgehen, die das Gehirn sekundär in Mitleidenschaft ziehen, z. B. Leber- oder Niereninsuffizienz, Avitaminosen (B 12, Folsäure, Thiamin), konsumierende Krankheiten (Karzinome), metabolische Störungen, um nur einige häufige Ursachen zu nennen. Hinzu kommen Vergiftungen durch Alkohol, Medikamente, Drogen und deren Folgen.

Viele dieser Hirnfunktionsstörungen und Schädigungen wirken sich zuerst und hauptsächlich in psychischen Symptomen aus.

Organisch-psychische Störungen werden in vielen medizinischen Fachbereichen angetroffen. Da davon mehr als die Hälfte auf Alterspatienten entfällt, ist in Zukunft mit einer weiteren Zunahme der Fallzahlen zu rechnen. Somit ist es wichtig, in der Apotheke darüber Bescheid zu wissen.

1.1   Gliederung des arzneitherapeutischen Teils

Aufgrund der Vielzahl organisch bedingter psychischer Störungen können im Rahmen dieser Fortbildung nur einige der wichtigsten Krankheitsbilder und ihre Therapiemöglichkeiten exemplarisch abgehandelt werden.

Die Reihenfolge im arzneitherapeutischen Teil richtet sich nach der Besprechung der Syndrome im medizinisch-ärztlichen Teil I der Fortbildung.

Besprochene Gruppen und Wirkstoffe lassen sich in folgende Reihenfolge einordnen:
– von Giften zu Vitaminen,
– z. B. Ergotamin, Alkohol, Vitamine
– von Salvarsan zu Immuntherapeutika,
– z. B. Salvarsan, Antibiotika (z. B. Penicilline), Virustatika, Immuntherapeutika, Antikörper, Antidementiva

Übersichten wichtiger Therapieschemata, Möglichkeiten und Risiken, Eigenschaften der Wirkstoffe, Wirkungen, relevante Nebenwirkungen und Wechselwirkungen sowie Ausblicke in zukünftige Entwicklungen werden gegeben.

Auf den ersten Blick erscheint es erstaunlich, dass die »klassischen« Psychopharmaka-Gruppen nur am Rande im Rahmen der symptomatischen Behandlung, z. B. bei der Demenz, besprochen werden. Die Besonderheiten der Behandlungsmöglichkeiten dieser psychischen Erkrankungen liegen aber darin, dass häufig Arzneimittel eingesetzt werden, die wir aus vielen anderen Indikationsgebieten kennen, wie z. B. aus der Infektiologie, von Autoimmunerkrankungen, der Rheumabehandlung usw. Wir finden hier Wirkstoffe mit bereits sehr langer Geschichte sowie viele neue Wirkstoffe, also Altbekanntes und Neues, vor.

Über diese vielfältigen Therapieformen sollten ApothekerInnen und PTA informiert sein.

2. Ergotismus

Ergotismus ist eine Vergiftung durch Einnahme von Mutterkornalkaloiden (z. B. Ergotamin), bekannt bereits aus dem Mittelalter. Mittlerweile sind mehr als 80 Inhaltsstoffe aus dem Mutterkorn identifiziert. Verschiedene Inhaltsstoffe des Mutterkorns fanden als Arzneimittel Eingang in die Therapie bei verschiedensten Indikationen.

In der heutigen Zeit entsteht Ergotismus am ehesten durch die Einnahme von Medikamenten, die Mutterkornalkaloide und deren Derivate enthalten, durch Überdosierung sowie vor allem Wechselwirkungen.

Mutterkorn-Alkaloide (Secale-Alkaloide, Ergotalkaloide) besitzen überaus komplexe Wirkungsspektren, da sie partielle Agonisten bzw. partielle Antagonisten an Alpha-Adrenozeptoren, an Serotonin- und an Dopamin-Rezeptoren darstellen.

2.1   Wirkprofile ausgewählter Mutterkorn-Alkaloide und Derivate

– **Ergometrin**: Uterus-kontrahierende Wirkung, partiell agonistisch an Alpha-Rezeptoren post partum, partiell agonistisch/antagonistisch an 5-HT_2-Rezeptoren
  Indikation: Geburtshilfe, post partum
  Präparat: Methylergometrin (Methergin® Injektionslösung)
– **Ergotamin**: Partiell agonistisch an Alpha-Rezeptoren, partiell agonistisch an $5\text{-HT}_{1B/1D}$-Rezeptoren
  Indikation: Migränetherapie
  Präparat: Ergotamintartrat (Ergo-Kranit® Migräne Tabl.)
– **Dihydroergotamin**: Antagonistisch/agonistisch an Alpha-Rezeptoren, partiell agonistisch an $5\text{-HT}_{1B/1D}$-Rezeptoren
  Indikation: Migränetherapie, orthostatische Dysregulation
  (Präparat: z. B. Dihydergot® plus, Agit® , Ergotam® alle a. H. wegen Indikationseinschränkung)
– **Bromocriptin**: Agonistisch an D_2-Rezeptoren, schwach antagonistisch an Alpha-Rezeptoren
  Indikation: Morbus Parkinson, Laktationshemmung, Akromegalie
  Bromocriptin soll nur noch in Ausnahmefällen zum Abstillen eingesetzt werden!
  Präparate: Pravidel® 2,5/ 5 mg Tabl., Kirim® 2,5/ 5 mg Tabl.
– **Dihydroergotoxin**: Antagonistisch an Alpha-Rezeptoren
  Indikation: Altersdemenz, Hypertonie
  Dihydroergotoxin = Codergocrinmesilat
  Präparat: Hydergin® forte 2 mg Tabl. (Dihydroergocornin-, Dihydroergocryptin-, Dihydroergocristinmethansulfonat)

Massive Einschränkungen erfuhren die Mutterkornpräparate im Jahr 2014 nach neuen Risikobewertungen:

Im Januar 2012 veranlasste der Ausschuss für Humanarzneimittel (CHMP, Committee for Medicinal Products for Human Use) der Europäischen Arzneimittelagentur eine EU-weite Überprüfung von Dihydroergocryptin-Koffein, Dihydroergocristin, Dihydroergotamin, Dihydroergotoxin und Nicergolin. Grund hierfür waren Sicherheitsbedenken aufgrund gemeldeter schwerer Fälle von Fibrose und Ergotismus, wobei bestimmte Ergot-Derivate von der zuständigen französischen Behörde als Ursache identifiziert wurden. In den Indikationen Prophylaxe von Migränekopfschmerz, orthostatische Hypotonie, symptomatische Behandlung bei venös-lymphatischer Insuffizienz soll Ergotamin nicht mehr verschrieben werden.

Arzneimittel mit dem Wirkstoff Dihydroergotoxin sollen bei folgenden Indikationen in Zukunft nicht mehr verschrieben werden:
- Symptomatische Behandlung chronischer pathologischer kognitiver und neurosensorischer Beeinträchtigungen bei älteren Personen (mit Ausnahme der Alzheimer-Krankheit und sonstiger Demenzen)
- Begleitbehandlung des Raynaud-Syndroms
- Begleitbehandlung der Verringerung der Sehschärfe und von Sehfeldstörungen vermutlich vaskulären Ursprungs
- Prophylaxe von Migränekopfschmerz
- symptomatische Behandlung bei venös-lymphatischer Insuffizienz,

da der Nutzen einer Dihydroergotoxin-Behandlung das damit verbundene Fibrose- und Ergotismusrisiko nicht überwiegt.

2.2 Therapie von Vergiftungserscheinungen

Auslösende Medikamente sind sofort abzusetzen. Ist dies nicht ausreichend, können die Blutgefäße durch die Gabe von Nitraten, Cakciumantagonisten und/oder Prostaglandininfusionen erweitert werden.

2.3 Ergotismus durch Wechselwirkungen

Interessant sind Fallberichte aus einer thailändischen Veröffentlichung zu gravierenden Interaktionen von Ergotaminpräparaten zur Migränebehandlung mit HIV-Präparaten. Ergotamin hat eine Bioverfügbarkeit von weniger als 5 Prozent aufgrund eines extensiven First-Pass-Metabolismus durch Cytochrom P450 3A4 (CYP3A4). Im Zusammenhang mit der Einnahme von Ergotamin zusammen mit starken CYP3A4-Inhibitoren, wie z. B. bei der Verabreichung von HIV-Protease-Inhibitoren (Indinavir, Cobicistat, Atazanavir, Darunavir, Saquinavir, Lopinavir, Efavirenz) mit Boosterung durch Ritonavir, werden bei HIV-Patienten schwere Fälle von Ergotismus beschrieben, z. T. mit lebensbedrohlichen Zuständen.

3. Vitamine

3.1   Vitamin B₁; Thiamin, Eigenschaften

Bereits im Jahr 2600 v. Chr. war in China eine Krankheit bekannt, deren Symptome ein wackliger Gang mit zitternden Knien war und die Beri-Beri (deutsch: Schafsgang) genannt wurde, da die auftretenden Störungen im Gangbild dem Gang von Schafen ähnelten.

Anfang des 20. Jahrhunderts trat diese Krankheit gehäuft im ostasiatischen Raum auf, bedingt durch geschälten Reis. Casimir Funk, ein polnischer Biochemiker, erkannte Beri-Beri als eine Mangelkrankheit, bei der der Organismus lebensnotwendige Substanzen nicht mit der Nahrung aufnimmt. Er isolierte 1911 aus Reiskleie eine Substanz, nach deren Zufuhr Beri-Beri verschwand. Dabei handelte es sich um eine stickstoffhaltige Verbindung, ein Amin. Er vermutete daher, dass alle lebensnotwendigen Stoffe Amine sind und schlug für diese isolierte Substanz, die heute als Thiamin oder Vitamin B₁ bekannt ist, die Bezeichnung »Vitamin« (»Lebens-Amin«) vor. Allerdings stellte sich später heraus, dass nicht alle Substanzen, die wir unter dem Begriff »Vitamine« zusammenfassen, Amine sind.

3.1.1 Eigenschaften
Vitamin B₁ hat eine hohe Strukturspezifität und bereits geringfügige Veränderungen können zum Verlust der biologischen Aktivität führen. In der Natur existieren vorwiegend Thiaminphosphate, wogegen in Pharmaka sowohl wasserlösliche Thiaminderivate wie Thiaminhydrochlorid oder -nitrat als auch lipophile Thiaminanaloga wie Benfotiamin Verwendung finden.

3.1.2 Resorption und Stoffwechsel
Thiamin wird im Jejunum über einen aktiven Transportmechanismus resorbiert, wobei vorhandene Thiaminphosphatester zuvor hydrolysiert werden. Bei höheren oralen Dosen findet der Transport vermehrt über passive Diffusion statt. Die Resorptionsquote aus der Nahrung beträgt nahezu 100 Prozent, bei pharmakologischen Dosen kann sie aber auf 25 Prozent absinken. In der Darmmucosa sowie in der Leber wird das freie Thiamin in das coenzymatisch wirksame Thiamindiphosphat bzw. Thiaminpyrophosphat (TPP) umgewandelt. Dieses wird dann ins Blut abgegeben und, an Albumin gebunden, zu den Zielzellen transportiert. Die Thiaminspeicher im Organismus enthalten lediglich 25 bis 30 mg, sodass eine regelmäßige Zufuhr notwendig ist.

3.1.3 Mangelerscheinungen
Thiamindiphosphat, die aktive Form des Vitamin B₁, wirkt als Coenzym in wichtigen Gruppenübertragungsreaktionen im Energiestoffwechsel mit. Es beeinflusst die Neurotransmitter GABA, Serotonin und Acetylcholin. Ein Mangel führt daher

insbesondere zu Störungen im Kohlenhydratstoffwechsel, zu neurologischen Ausfällen und Polyneuropathien, z. B. durch Fehlernährung oder Alkoholismus. Neben einem alimentär verursachten Thiaminmangel besteht auch bei Erkrankungen, die mit Malabsorption einhergehen, die Gefahr eines Defizits.

3.1.4 Vorkommen
Thiamin ist in vielen Lebensmitteln zu finden. Besonders gute Quellen tierischer Herkunft sind Muskelfleisch, vor allem vom Schwein, sowie Leber und Fisch. Daneben kommt Thiamin auch in Hülsenfrüchten sowie Getreide und Kartoffeln in größeren Mengen vor.

3.1.5 Beeinflussung der Verfügbarkeit
Der Thiaminstatus ist abhängig von einer Vielzahl von Faktoren. So wird die Verfügbarkeit aus den jeweiligen Lebensmitteln, dem Alkoholkonsum, der Anwesenheit von Antagonisten sowie durch den Folat- und Proteinstatus bestimmt.

Hohe Dosen, die mit der Nahrung oder in Form von Supplementen aufgenommen werden, gelten bislang als ungefährlich. Lediglich in sehr seltenen Fällen konnten anaphylaktische Reaktionen nach einer intravenösen Verabreichung beobachtet werden. Bei parenteraler Gabe lag das Risiko für anaphylaktische Reaktionen unter 1:100.000.

Für die Therapie stehen sowohl orale als auch parenterale Präparate zur Verfügung.

3.2 Wernicke-Enzephalopathie
Die Wernicke-Enzephalopathie ist, falls unbehandelt, mit einer hohen Letalitätsrate verknüpft. Die Krankheit setzt akut ein und entwickelt sich meist aus einem Alkoholdelir oder bricht unter einer enteralen oder parenteralen Glukosebelastung aus. Hierzu kann schon eine kalorienreiche Mahlzeit ausreichen. Das Fehlen von Vitamin B_1 als essentiellem Coenzym des oxidativen Glukoseabbaus führt bei außergewöhnlicher Glukosebelastung zu Laktatbildung und Zellnekrosen.

Allerdings können diese Syndrome auch bei Hungerzuständen und anderen Ernährungsstörungen mit Vitamin B_1-Mangel auftreten, neben dem Alkoholismus z. B. bei Hyperemesis (z. B. in der Schwangerschaft), andauerndem Erbrechen und i.v.-Ernährung ohne Vitamin B_1-Supplementierung.

3.2.1 Therapie
Man gibt hoch dosiert Vitamin B_1, z. B. 2 x 300 mg/d langsam i.v. als Kurzinfusion über mindestens fünf Tage. Wenn eine klinische Besserung eintritt, sollte die i.v.-Behandlung bis zum Sistieren der Besserung fortgesetzt werden, danach die Dosis für fünf weitere Tage halbiert geben und dann eine Prophylaxe mit oraler Gabe fortsetzen (z. B. 100 mg/d oral).

Anaphylaktische Zwischenfälle treten unter parenteraler Thiamin-Gabe sehr selten auf. Insofern ist wegen der sehr ungünstigen Prognose der Wernicke-Enzephalopathie diese dosisunabhängige anaphylaktische Reaktion von sekundärer Bedeutung.

Der Thiamin-Bedarf ist bei gleichzeitiger Applikation glukosehaltiger Infusionen erhöht.

Prophylaxe: 3 x 100 mg/d Vitamin B_1 oral.

Die orale Vitamin-B_1-Prophylaxe ist aufgrund der häufigen Fehlernährung alkoholabhängiger Patienten eine zwingende Maßnahme.

Auch bei nur geringem Verdacht auf eine Wernicke-Enzephalopathie sollte eine hoch dosierte intravenöse (2 x 300 mg i.v.) Vitamin-B_1- Gabe erfolgen.

3.3   Wernicke-Korsakow-Syndrom

Das Korsakow-Syndrom kann als die chronische Phase des Thiaminmangels verstanden werden, die typischerweise meist der Wernicke-Enzephalopathie oder dem Alkoholdelir folgt.

Die Behandlung mit Vitamin B_1 orientiert sich an der Behandlung der Wernicke-Enzephalopathie. Durchgreifende Besserungen werden nur für ein Siebtel der Behandelten beschrieben. Lange bestehende Korsakow-Syndrome mit schweren Defekten sind kaum beeinflussbar.

Präparate-Beispiele für orale Formen:
Thiaminnitrat: 100 mg Tabl. (verschiedene Präparate), Vitamin B_1-ratiopharm® 200 mg Tabletten
Benfotiamin: Milgamma® Tabletten, verschiedene Dosierungen
Beispiele für parenterale Präparate:
VITAMIN B_1-Injektopas® 25 mg/100 mg Injektionslösung (i.m. oder i.v.)
Vitamin B_1-Hevert® Injekt.lösg 200 mg (langsam tief i.m.)
Vitamin B_1-ratiopharm® 50 mg/ml Injektionslösung (i.m., i.v.)

4. Treponemeninfektionen: Lues und Borreliose

4.1 Lues (Syphilis)

Die Syphilis wird durch Treponema pallidum (TP), ein gramnegatives spiralig gewundenes Bakterium aus der Familie der Spirochaetaceae, verursacht. TP ist für den Menschen obligat pathogen. Die Neurosyphilis hat verschiedene Manifestationsformen: die syphilitische Meningitis, die meningovaskuläre (Neuro-) Syphilis, die Tabes dorsalis und die progressive Paralyse.

4.1.2 Therapie der Syphilis

4.1.2.1 *Salvarsan*

Jahrhundertelang stand die Therapie der Syphilis mit Quecksilber im Vordergrund. Das toxische Schwermetall wurde elementar in Salben eingearbeitet. Damit wurde der ganze Körper bestrichen. Die Patienten wurden in überhitzte Räume und unter wärmende Decken gesteckt, um die Resorption des toxischen Metalls zu verbessern.

Die Patienten litten unter den erheblichen Nebenwirkungen einer Quecksilbervergiftung, die sie vor allem schwächte und nicht entscheidend zur Heilung beitragen konnte.

Als verträglicher, aber nicht als sonderlich effektiv erwies sich ein Arzneimittel, das wie die Krankheit selbst aus der »neuen Welt« nach Europa gekommen war: das Guajakholz.

Im Jahr 1910 brachten die Farbwerke Hoechst dann die organische Arsenverbindung Arsphenamin (Dioxydiamidoarsenobenzol) unter dem Namen Salvarsan® in den Handel. Die von Paul Ehrlich und Mitarbeitern zur Marktreife entwickelte Substanz war das erste wirksame Therapeutikum gegen die »Lustseuche« Syphilis und das erste systematisch entwickelte Chemotherapeutikum überhaupt.

1863 hatte der französische Apotheker und Pharmakologe Antoine Béchamp (1816 – 1908) eine organische Arsenverbindung synthetisiert, die wegen ihrer vermeintlich geringen Toxizität den Namen »Atoxyl« erhielt. 1905 stellte sich heraus, dass sie gegen Trypanosomen, die Erreger der Schlafkrankheit, wirksam war.

Arsenophenylglycin erwies sich im Tierversuch als wirksam gegen Spirochäten und als wenig toxisch. Ähnlich wie Atoxyl wurde sie gegen die afrikanische Schlafkrankheit getestet, wobei allerdings die klinische Prüfung durch ostafrikanische Tropenärzte enttäuschte.

1906 wurde Paul Ehrlich von den Entdeckern des Syphilis-Erregers auf die enge Verwandtschaft zwischen Trypanosomen und dem Erreger der »Lustseuche«, Treponema pallidum, aufmerksam. Insofern lag es nahe, die Forschungen auch auf die Syphilis auszuweiten. Dabei wurde eine »Substanz 606« als das wirksamste Agens hergestellt und identifiziert.

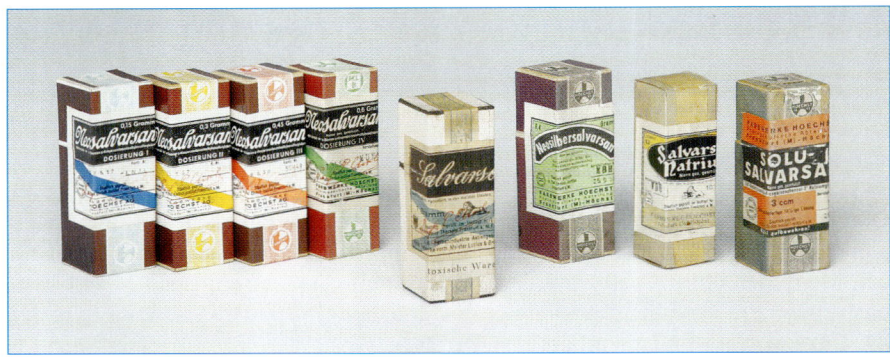

Abb. 19: Das »heilende Arsen« als Fertigarzneimittel (Deutsches Apotheken-Museum, Heidelberg, Foto: Claudia Schäfer, Mannheim)

Die im Vergleich zu anderen organischen Arsenverbindungen geringere Toxizität der Verbindung 606 wurde auf die geänderte Oxidationsstufe des Arsens zurückgeführt, die Ehrlich und Mitarbeiter analog der natürlichen Bioaktivierung im Körper von As(V) zu As(III) bewusst herbeigeführt hatten. Diese Substanz Arsphenamin sollte schließlich als Salvarsan® Marktreife erlangen. Es war die erste wirksame Therapie einer Krankheit, der man 400 Jahre lang weitgehend hilflos gegenüberstand.

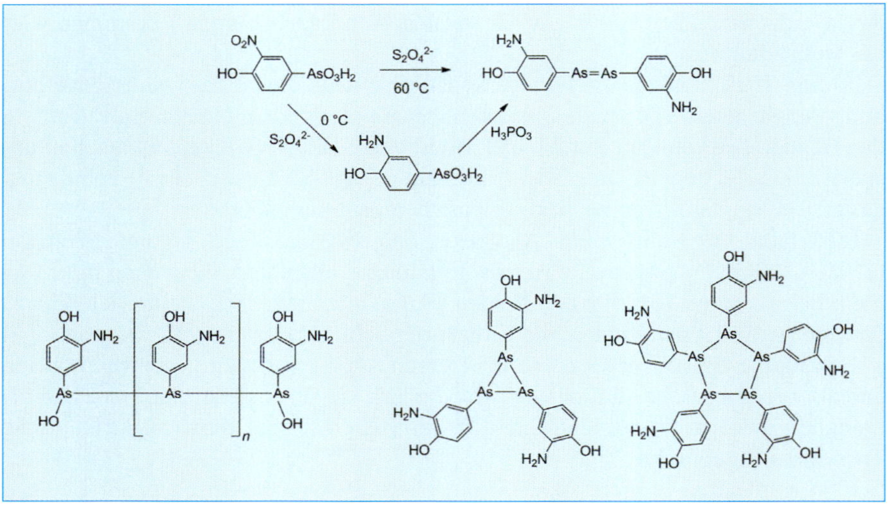

Abb. 20: Ein- und zweistufige Synthese von Dioxydiamidoarsenobenzol (Arsphenamin, rechts oben); unten die postulierten linearen (unten links) und zyklischen Polymerstrukturen, die zumindest in konzentrierter Lösung vorliegen (aus Pharm. Ztg. 155 (2010))

Bis August 1910 wurden über 3000 Patienten mit »606« weitgehend erfolgreich behandelt. Nebenwirkungen, vor allem allergische Reaktionen, wurden beobachtet und öffentlich zur Diskussion gestellt. Die korrekte Verabreichung des schwierig zu handhabenden Präparats sowie die zu bevorzugende Applikationsweise (intravenös versus intramuskulär) spielte dabei eine große Rolle.

Hoechst führte das Präparat im Dezember 1910 unter dem Handelsnamen Salvarsan® (vage übersetzt als »heilendes Arsen«) ein.

Die schwierige Verabreichung stellte hohe Anforderungen an Hygiene und Injektionstechnik. Die sehr schwer lösliche und sauerstoffempfindliche Substanz musste zunächst aus der Ampulle entnommen und in einem sterilen Glasgefäß mit Natronlauge titriert werden, anschließend mit Kochsalzlösung auf das erforderliche Volumen aufgefüllt werden. Um die Zeit zwischen Zubereitung und Applikation möglichst kurz zu halten und ein möglichst geschlossenes System zu haben, wurden spezielle Injektionsbestecke mit Zubereitungsgefäß, Spritze und Dreiwegehahn angeboten. Eine eigens konstruierte Kanüle erleichterte das Verfahren.

4.1.2.2   Antibiotika

Die Entdeckung des Penicillins und seine Anwendung in der Therapie der Syphilis Mitte des 20. Jahrhunderts erwies sich als großer Fortschritt. Und auch heute ist Penicillin immer noch das Mittel der Wahl! Auch nach 60 Jahren sind Treponemen in allen Krankheitsstadien noch sensibel gegenüber Penicillin.

Wegen ihrer langen Generationszeit ist eine mindestens zehntägige Behandlungsdauer notwendig. Die Leitlinienempfehlungen sind stadiumabhängig:
- Frühsyphilis (Lues I und II): Benzylpenicillin-Benzathin 2,4 Mio. IE (links/rechts je 1,2 Mio. IE) i.m. gluteal 1-mal.
- Latente oder tertiäre Syphilis: Benzylpenicillin-Benzathin 2,4 Mio. IE (links/rechts je 1,2 Mio. IE) i.m. gluteal an den Tagen 1, 8 und 15.
- Neurosyphilis: Benzylpenicillin 6-mal täglich 3–4 Mio. IE (oder 3-mal tgl. 10 Mio. IE oder 5-mal tgl. 5 Mio. IE) i.v. für mindestens 14 Tage.

Dieses Schema wird bei symptomatischer und asymptomatischer Neurosyphilis sowie bei allen Formen der Syphilis mit HIV-Koinfektion angewendet.

Die als zweite Therapiemöglichkeit in den CDC Guidelines vorgeschlagene Gabe von IE Procain-Penicillin G i. m. plus 4 × 500 mg Probenecid p. o. ist nicht unbedingt empfehlenswert, da nicht in jedem Fall treponemozide Penicillinspiegel im Liquor erreicht werden.

Ein alternatives Therapieschema für Patienten mit vermutetem oder gesichertem syphilitischem ZNS-Befall stellt die tägliche i.v.-Verabfolgung von 2 g Ceftriaxon (Initialdosis 4 g) über 10–14 Tage dar (CDC Guidelines 2010).

Als Therapie der dritten Wahl wird Doxycyclin (2 × 200 mg für 28 Tage) empfohlen. Tetrazykline sind jedoch bei Schwangerschaft und Kindern bis zu acht Jahren wegen Gelbfärbung der Zähne kontraindiziert.

Präparate-Beispiele:

Benzylpenicillin, Penicillin G
INFECTOCILLIN® parenteral 1 Mega 1 Mill. I. E., Pulver zur Herst. einer Inj.-
bzw. Inf.lösung
INFECTOCILLIN® parenteral 5 Mega 5 Mill. I. E., Pulver zur Herst. einer Inj.-
bzw. Inf.lösung
INFECTOCILLIN® parenteral 10 Mega 10 Mill. I. E./100 ml, Pulver zur Herst.
einer Inj.- bzw. Inf.lösung

Benzylpenicillin-Benzathin
Pendysin® 1,2 Mio I.E. Pulver und Lösungsmittel zur Herstellung einer Injektions-
suspension
TARDOCILLIN® 1200 Injektionssuspension 1,2 Mio. Einheiten

Ceftriaxon (Cephalosporin der dritten Generation)
Ceftriaxon Stragen 2 g Pulver zur Herstellung einer Infusionslösung
Ceftriaxon-ratiopharm® 2,0 g Pulver zur Herstellung einer Infusionslosung
Ceftriaxon-saar zur Infusion 1 g/2 g

Doxycyclin (Tetracyclin)
Doxycyclin-ratiopharm® SF 100 mg/5 ml Injektionslösung
Doxycyclin Heumann 200 mg Tabletten

4.1.2.3 Symptomatische Therapie
Epileptische Anfälle werden auch bei Neurosyphilispatienten entsprechend den
Leitlinien für die antikonvulsive Therapie behandelt. Neuropathische Schmerzen
sind zumeist refraktär gegenüber üblichen Analgetika. Deshalb bieten sich Thera-
pieversuche mit Carbamazepin, Gabapentin, Pregabalin, Amitryptilin an.
   Der Hydrozephalus wird als seltene Spätkomplikation durch Shuntimplantation
behandelt.
   Bei psychotischen Episoden und Verwirrtheitssyndromen kommen in erster Wahl
Anxiolytika und/oder Neuroleptika infrage, wobei die Neigung zu Krampfanfällen,
besonders bei der paralytischen Neurosyphilis bei der Auswahl der Präparate be-
achtet werden soll.
   Die Verwendung von Kortikosteroiden (während der Antibiotikagabe) ist umstrit-
ten, weil keine Daten über deren Therapieeffekt vorliegen.

4.1.2.4 Therapiekomplikationen
Verdacht auf eine sogenannte Jarisch-Herxheimer-Reaktion besteht, wenn zwölf
bis 24 Stunden nach Beginn der antibiotischen Behandlung Symptome wie Fieber,
Kopf- oder Muskelschmerz, Abgeschlagenheit, Tachykardie, Blutdruckanstieg oder
-abfall, Leukozytose und relative Lymphopenie, außerdem Krampfanfälle und/oder

4. Treponemeninfektionen: Lues und Borreliose 89

eine Verschlechterung der neurologischen Ausfälle auftreten. Eine Jarisch-Herxheimer-Reaktion ist im Sekundärstadium der Frühsyphilis häufig, bei Neurosyphilis aber nur in ein bis zwei Prozent der Fälle zu beobachten. Betroffene Patienten sollen kardiovaskulär überwacht und symptomatisch mit nichtsteroidalen Antiphlogistika behandelt werden. Die Antibiotikagabe darf nicht unterbrochen werden. Kortikosteroide reduzieren die Allgemeinsymptome, nicht aber mögliche neurologische Symptome oder Folgezustände.

4.2 Neuroborreliose

Die Lyme-Borreliose ist eine entzündliche Multisystemerkrankung, die durch eine Infektion mit der Spirochäte Borrelia burgdorferi sensu lato verursacht wird. Die Erkrankung ist in den gemäßigten Klimazonen der Nordhalbkugel endemisch verbreitet. Die Übertragung der Lyme-Borreliose erfolgt durch den Stich der Zecke (in Europa durch den »Holzbock«, Ixodes ricinus).

Die frühe Borrelieninfektion zeigt sich bei 80 bis 90 Prozent der Patienten als lokales Erythema migrans (Stadium 1). Gelegentlich kommt es wenige Tage bis Wochen nach der Borrelieninfektion zu Allgemeinsymptomen wie Krankheitsgefühl, Arthralgien, Myalgien, subfebrilen Temperaturen oder Nachtschweiß. Wochen bis Monate nach dem Zeckenstich (das Erythema migrans tritt nur in etwa 50 Prozent der akuten Neuroborreliosefälle auf) kann eine disseminierte Infektion auftreten, die überwiegend das Nervensystem, die Gelenke und das Herz betrifft (Stadium 2). In sehr seltenen Fällen kann eine Enzephalitis mit Paresen, Sprach- und Sprechstörungen, Koordinationsstörungen, gelegentlich epileptischen Anfällen, selten organischem Psychosyndrom mit Bewusstseinsminderung und Halluzinationen auftreten.

4.2.1 Therapie und Prognose

Im **Stadium 1** (Erythema migrans) werden meist Tetracycline (2 x 100 mg/d Doxycyclin über 14 Tage) oder Cehalosporine der 3. Generation (Ceftriaxon 1 x 2g/d oder Cefotaxim 3 x 2g/d i.v.) empfohlen, mit guter Prognose.

Dies gilt auch für das **Stadium 2**, in dem heute trotz der Wirksamkeit von intravenösem Penicillin G (Dosierung wie bei Lues) Cephalosporine gegeben werden.

Im chronischen **Stadium 3** erfolgt ebenfalls eine 2-3 wöchige Behandlung mit intravenösem Penicillin G oder eine 2–4 wöchige Behandlung mit Cephalosporinen. Steroide werden praktisch nicht eingesetzt. Die Behandlung soll bereits bei Verdacht begonnen werden! Bei rechtzeitiger Behandlung kann mit Ausheilung gerechnet werden. Die Symptome des 2. Stadiums bessern sich langsam, die des 3. Stadiums nur teilweise. Rhythmusstörungen bei Borrelienkarditis können lebensgefährlich sein und müssen kardiologisch behandelt werden.

Allgemeine Empfehlungen zur Therapie

Die Wirksamkeit von Doxycyclin in der Behandlung der akuten Neuroborreliose ist durch mehrere Studien belegt. Die Standarddosis von Doxycyclin ist 200 mg/d; möglicherweise sind aber 300 mg als Tagesdosis erforderlich, um adäquate Liquorspiegel zu erreichen. Die orale Doxycyclin-Therapie wurde in einer Metaanalyse mit der intravenösen Gabe von Ceftriaxon oder Penicillin G verglichen, wobei sich bezüglich des Behandlungserfolges kein statistisch signifikanter Unterschied ergab. Darüber hinaus zeigten sich in allen bisherigen Studien keine neurologischen Spätkomplikationen nach oraler Doxycyclin-Behandlung. Bei schweren Meningitis-Verläufen, bei verzögertem Ansprechen auf die Doxycyclin-Therapie und bei parenchymatöser Beteiligung (in der Regel chronische Verläufe mit Myelitis und/oder Enzephalitis) wird weiterhin die primäre intravenöse Gabe von Ceftriaxon, Cefotaxim oder Penicillin G empfohlen.

Ceftriaxon, Cefotaxim und Penicillin G sind in gleicher Weise wirksam. Wegen der ausreichenden Liquorgängigkeit von Ceftriaxon und dessen langer Serumhalbwertzeit, die eine tägliche intravenöse Einmalgabe ermöglicht, wird diese Substanz häufig zur Behandlung der Neuroborreliose eingesetzt. Cefotaxim ist als gleichwertige Alternative zu sehen. Zur notwendigen Therapiedauer mit Ceftriaxon oder Cefotaxim gibt es keine kontrollierten Studien. Anhaltspunkte ergeben, dass eine zehntägige Behandlung in manchen Fällen zu kurz sein könnte. Bei der akuten Neuroborreliose wird meist eine Therapiedauer von zwei Wochen, bei der chronischen Neuroborreliose von zwei bis drei Wochen empfohlen. Es gibt keine Studie, die zeigt, dass bei der Neuroborreliose eine Therapiedauer von mehr als zwei Wochen bessere Ergebnisse bringt als eine 14-tägige Therapie. Trotzdem gibt es immer wieder Berichte über eine Therapiedauer von vielen Wochen, sogar Monaten bis Jahren, obwohl vereinzelt schwere Nebenwirkungen (z.B. pseudomembranöse Kolitis) bis hin zu Todesfällen bekannt wurden.

Ist der Patient sechs Monate nach der antibiotischen Behandlung nicht beschwerdefrei, empfiehlt sich eine Kontrolle des Liquors. Bei weiterhin erhöhter Liquorzellzahl empfiehlt sich ein erneuter Antibiotikazyklus. Bislang sind keine persistierenden Infektionen des Nervensystems nach adäquater antibiotischer Behandlung beschrieben worden. Prinzipiell ist jedoch eine Reinfektion möglich.

Therapien mit Colestyramin, Vancomycin, Metronidazol, Trimethoprim-Sulfamethoxazol, Isoniazid, Fluconazol, Amantadin, gepulste Therapien, deutlich längere Behandlungsdauer oder deutlich höhere Dosierungen werden nicht empfohlen.

4.2.2 Übersicht Antibiotikatherapie

Akute Neuroborreliose:
(nach Leitlinien für Diagnostik und Therapie in der Neurologie, DGN)
Doxycyclin 2–3 × 100 mg/d p.o. (optimale Tagesdosis derzeit unklar) 14 Tage
Ceftriaxon (alternativ) 1 × 2 g/d i.v. 14 Tage
Cefotaxim (alternativ) 3 × 2 g/d i.v. 14 Tage

Benzylpenicillin (alternativ) 18–24 Mio. E/d i.v. 14 Tage
Chronische Neuroborreliose:
Ceftriaxon (alternativ) 1 × 2 g/d i.v. 14–21 Tage (optimale Therapiedauer derzeit unklar)
Cefotaxim (alternativ) 3 × 2 g/d i.v. 14–21 Tage (optimale Therapiedauer derzeit unklar)
Benzylpenicillin (alternativ) 18–24 Mio. E/d i.v. 14 Tage
Doxycyclin 2–3 × 100 mg/d p.o. (optimale Tagesdosis derzeit unklar) 14–21 Tage

Präparate s. auch Behandlung der Syphilis

5. Virusinfektionen

5.1   Herpes-simplex-Enzephalitis (HsE)

5.1.1 Therapie und Prognose

Die HsE ist eine seltene Erkrankung, aber dennoch die häufigste Virusenzephalitis in Mitteleuropa. Die HsE hat unbehandelt eine infauste Prognose (ca. 70 Prozent Letalität), aber auch trotz Behandlung ist der Anteil von mäßigen bis schweren neuropsychiatrischen Residualzuständen sehr hoch. Die Letalität kann durch die Behandlung auf ca. 20 Prozent gesenkt werden. Man gibt deshalb schon bei begründetem Verdacht Aciclovir 3 x 10 mg/kg KG i.v. **Aciclovir** ist eine pharmakologisch inaktive Substanz, die erst nach der Penetration in eine mit Herpes-simplex-Viren (HSV) oder Varicella-zoster-Viren (VZV) infizierte Zelle zu einem Virostatikum wird. Diese Aktivierung von Aciclovir wird katalysiert durch die HSV- oder VZV-Thymidinkinase, ein Enzym, das die Viren zu ihrer Replikation dringend benötigen. Vereinfacht kann man sagen, dass das Virus sein eigenes Virostatikum synthetisiert.

Bei Patienten, die Aciclovir i.v. erhalten oder in hohen Dosen einnehmen, sollte stets eine ausreichende Flüssigkeitszufuhr gewährleistet sein. Intravenöse Dosen sollten als Infusion über eine Stunde gegeben werden, um die Ausfällung von Aciclovir in der Niere zu verhindern; eine schnelle Verabreichung oder eine Bolusinjektion sollten vermieden werden. Bei Anwendung zusammen mit anderen nephrotoxischen Arzneimitteln besteht ein erhöhtes Risiko für eine Nierenfunktionsstörung.

Bei Niereninsuffizienz ist eine Dosisanpassung nötig. Um die Gefahr einer Nierenschädigung zu vermindern, soll der Patient so viel Flüssigkeit erhalten, dass er pro 1 g Aciclovir 1 l Urin ausscheidet.

Wechselwirkungen: Aciclovir wird primär unverändert mittels aktiver renaler tubulärer Sekretion über den Urin ausgeschieden. Jedes zeitgleich verabreichte Arzneimittel, das kompetitiv an diesem Mechanismus wirkt, kann die Aciclovir-Plasma-Konzentrationen erhöhen.

Bei Bestätigung der Diagnose soll die Behandlung über 14 Tage fortgesetzt werden.

5.1.2 Präparate-Beispiele
Aciclovir
Aciclovir-ratiopharm® 250 mg p.i.
Aciclovir-ratiopharm® 500 mg p.i.
Weitere Virustatika (bei Enzephalitis sollte immer die parenterale Form von Aciclovir eingesetzt werden!):

Famciclovir
Famciclovir ist die oral einzunehmende Vorstufe von Penciclovir.
Famciclovir wird in vivo rasch in Penciclovir umgewandelt.
Famvir® 125 mg/250 mg/500 mg Filmtabletten

Valaciclovir
Valaciclovir ist der L-Valin-Ester von Aciclovir. Valaciclovir wird rasch und fast vollständig, vermutlich durch das Enzym Valaciclovir-Hydrolase, zu Aciclovir und Valin hydrolisiert.
Äquivalenzdosis: 2 x 1000 mg Valaciclovir oral entsprechen 3 x 5 mg/kg Aciclovir i.v.
Valtrex® 500 mg Filmtabletten

Brivudin
Nach Einnahme wird Brivudin schnell resorbiert. Die Bioverfügbarkeit von Brivudin liegt wegen eines beträchtlichen First-pass-Effekts bei etwa 30 Prozent der oralen Dosis.
Zostex® 125mg Tabletten
Für Brivudin besteht eine wichtige Kontraindikation aufgrund von Wechselwirkungen mit 5-Fluorouracil (einschließlich seiner topisch anzuwendenden Zubereitungen und Prodrugs, z. B. Capecitabin, Floxuridin, Tegafur) oder anderen 5-Fluoropyrimidinen (z. B. Flucytosin). Diese Wechselwirkung, die zu einer erhöhten Fluoropyrimidin-Toxizität führt, kann tödlich sein. Brivudin hemmt durch seinen Hauptmetaboliten Bromvinyluracil (BVU) die Dihydropyrimidindehydrogenase (DPD) irreversibel. DPD ist ein Enzym, das den Metabolismus sowohl von natürlichen Nukleosiden (z. B. Thymidin) als auch von Pyrimidin-Derivaten, wie 5-Fluorouracil (5-FU), reguliert. Die Hemmung des Enzyms führt zu einer Akkumulation und verstärkten Toxizität von 5-FU. Weiterhin muss zwischen einer Behandlung mit Brivudin und dem Beginn einer Therapie mit 5-Fluoropyrimidin-haltigen Arzneimitteln ein zeitlicher Abstand von mindestens 4 Wochen eingehalten werden.
Beratungspflicht der Apotheke!

Dopaminerge Arzneimittel und/oder Morbus Parkinson:
Erfahrungen nach Markteinführung deuten darauf hin, dass bei gleichzeitiger Gabe von Brivudin und dopaminergen Arzneimitteln (Arzneimittel zur Behandlung des Morbus Parkinson) möglicherweise Chorea ausgelöst werden kann.

5.2 HIV-Infektion (Neuro-AIDS)

Die seit 1996 eingesetzte und immer mehr erweiterte hochaktive antiretrovirale Kombinationstherapie (HAART) hat zum Ziel, eine möglichst effektive und um Nebenwirkungen reduzierte Suppression der Plasmavirenlast zu erreichen. Oft gelingt es dadurch, die Virenlast unter die Nachweisgrenze zu senken.

Dadurch hat sich die Therapie der HIV-Infektion revolutioniert. Dank dieser Kombinationstherapie haben HIV-infizierte Personen inzwischen eine nahezu normale Lebenserwartung. Aus der HIV-Infektion ist dadurch in den reichen Industriestaaten eine chronische Erkrankung mit allen Konsequenzen (höhere Lebenserwartung, ältere Patienten, Alterskrankheiten, Demenz usw.) geworden.

5.2.1 Substanzklassen, Medikamentenübersicht

Derzeit sind mehr als 30 Präparate für die Behandlung der HIV-Infektion zugelassen. Diese stammen aus insgesamt fünf verschiedenen Wirkstoffklassen:

– Nukleosidische bzw. Nukleotidische Reverse-Transkriptase-Inhibitoren (NRTIs)
– Nicht-nukleosidische Reverse-Transkriptase-Inhibitoren (NNRTIs)
– Protease-Inhibitoren (PIs)
– Entry-Inhibitoren (Korezeptorantagonisten und Fusionsinhibitoren)
– Integrase-Inhibitoren.

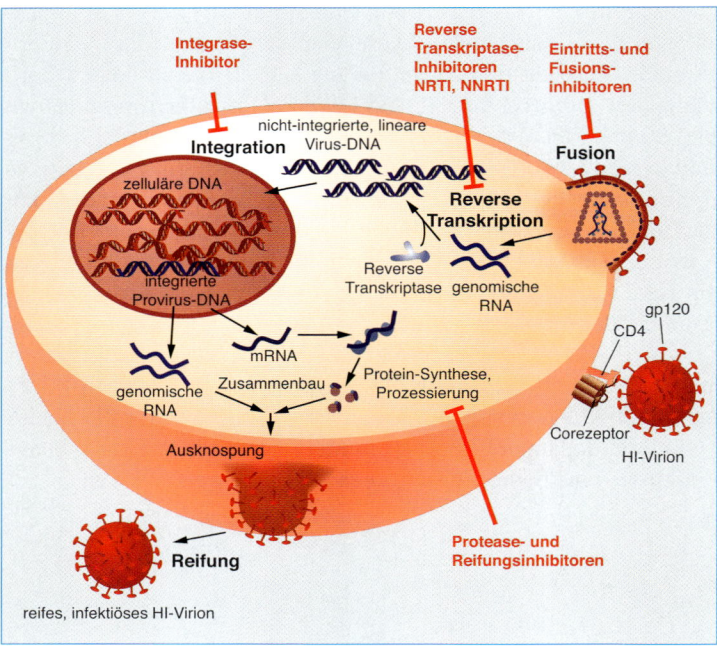

Abb. 21: Schematische Darstellung des Lebenszyklus von HI-Viren und den Angriffspunkten der verschiedenen Arzneistoffgruppen (aus Pharmakon 4/2014)

Zusätzlich gibt es noch diverse Kombinationspräparate und Pharmakoenhancer (Wirkverstärker). Da NRTIs und NNRTIs jeweils am gleichen Enzym ansetzen, nämlich der Reversen Transkriptase, ergeben sich somit insgesamt vier Angriffspunkte im Replikationszyklus von HIV: Der Eintritt von HIV in die Zielzelle (kann theoretisch noch in drei Unterschritte unterteilt werden) sowie die drei Enzyme Reverse Transkriptase, Integrase und Protease.

Tabelle 19: Übersicht HIV-Medikamente

Art	Handelsname	Abk.	Substanzname	Hinweis
Nukleos(t) idische Reverse-Transkriptase-Inhibitoren (NRTIs)	Emtriva®	FTC	Emtricitabin	
	Epivir®	3TC	Lamivudin	Generika
	Retrovir®	AZT	Zidovudin	Generika
	Videx®	DDI	Didanosin	Generika?
	Viread®	TDF	Tenofovir	
	Zerit®	D4T	Stavudin	
	Ziagen®	ABC	Abacavir	
Non-Nukleosidische Reverse-Transkriptase-Inhibitoren (NNRTIs)	Edurant®	RPV	Rilpivirin	
	Intelence®	ETV	Etravirin	
	Rescriptor®	DLV	Delavirdin	als Import
	Sustiva®	EFV	Efavirenz	Generika
	Viramune®	NVP	Nevirapin	Generika
Protease-Inhibitoren (PIs)	Aptivus®	TPV	Tipranavir	
	Crixivan®	IDV	Indinavir	
	Invirase®	SQV	Saquinavir	
	Kaletra®	LPV	Lopinavir/Ritonavir	
	Prezista®	DRV	Darunavir	
	Reyataz®	ATV	Atazanavir	
	Telzir®	FPV	Fosamprenavir	
	Viracept®	NFV	Nelfinavir	als Import
Entryinhibitoren	Celsentri®	MVC	Maraviroc	
	Fuzeon®	T-20	Enfuvirtid	
Integraseinhibitoren	Isentress®	RAL	Raltegravir	
	Tivicay®	DTG	Dolutegravir	
	Vitekta®	EVG	Elvitegravir	

Art	Handelsname	Abk.	Substanzname	Hinweis
Kombinations-präparate	Atripla®	ATP	TDF+FTC+EFV	
	Combivir®	CBV	AZT+3TC	Generika
	Eviplera®		TDF+FTC+RPV	
	Kivexa®	KVX	ABC+3TC	
	Stribild®	STB	TD-	
	Triumeq®		F+FTC+EVG+CO-	
	Trizivir®	TZV	BI*	
	Truvada®	TVD	DTG+ABC+3TC	
			AZT+ABC+3TC	
			TDF+FTC	

Boosterung

Alle Protease-Inhibitoren (PIs) müssen geboostert werden, um ausreichende Spiegel zu erreichen – entweder mit Ritonavir oder neuerdings auch mit Cobicistat. Ein klassenspezifisches Problem sind daher Interaktionen. Alle PIs sind Inhibitoren des CYP3A4-Systems und interagieren mit einer Vielzahl von Medikamenten. Ritonavir ist der stärkste Inhibitor, Saquinavir wohl der schwächste. Ritonavir ist ein sehr potenter Inhibitor des Isoenzyms CYP3A4. Durch diese Enzyminhibition können die wichtigsten pharmakokinetischen Parameter fast aller PIs deutlich gesteigert (»geboostert«) werden: Maximalkonzentration, Talspiegel und Halbwertszeit.

Die Interaktion zwischen Ritonavir und den übrigen PIs ermöglicht eine Medikamentenreduktion, reduziert die Häufigkeit der Einnahme und macht die Resorption teilweise unabhängig von der Nahrungsaufnahme. Das tägliche Einnahmeschema wird vereinfacht. Bei einigen PIs ist dadurch erst die Zweimal- oder sogar Einmalgabe möglich geworden.

Im Jahr 2014 wurde mit Cobicistat ein zweiter Booster für PIs zugelassen. Cobicistat war ursprünglich als Booster für den Integrasehemmer Elvitegravir in der Fixed-Dose-Combination (FDC) Stribild® entwickelt und als solche bereits 2013 auf den Markt gebracht worden. Aufgrund dieser Daten ist es nun auch als eigenständiger Booster (Tybost®) verfügbar – die Zulassung bleibt allerdings auf Atazanavir und Darunavir beschränkt. Unter geboosterten PIs werden bei therapienaiven Patienten nur sehr selten Resistenzen beobachtet, die genetische Barriere ist sehr hoch. Geboosterte PIs werden deshalb insbesondere bei Patienten mit hoher Viruslast eingesetzt.

Cobicistat: Präparat: Tybost® 150 mg Filmtabl.

Cobicistat ist ein selektiver Inhibitor der CYP3A4-Unterfamilie der Cytochrome P450. Die Hemmung des CYP3A4-vermittelten Metabolismus durch Cobicistat steigert die systemische Exposition von CYP3A4-Substraten (wie Atazanavir oder Darunavir), die eine begrenzte orale Bioverfügbarkeit und kurze Halbwertszeit durch die CYP3A4-abhängige Metabolisierung aufweisen.

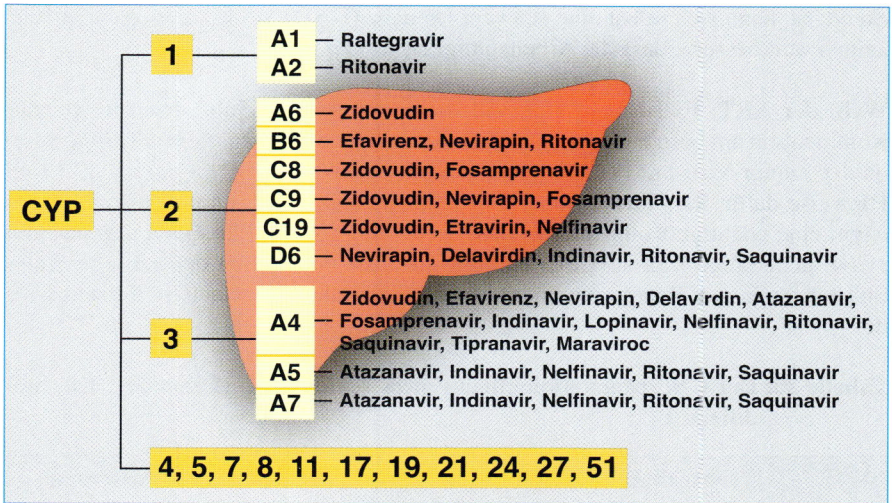

Abb. 22: Antiretrovirale Wirkstoffe als Substrate der Cytochrom-P450-Isoenzyme (aus Pharmakon 5/2014)

Probleme der Boosterung

Die Boosterung mit Ritonavir oder Cobicistat birgt theoretisch Risiken. So ist die interindividuelle Schwankungsbreite der Plasmaspiegel hoch. Neben den Talspiegeln werden auch die Spitzenspiegel angehoben, was zu vermehrten Nebenwirkungen führen kann. Bei jeder Boosterung, vor allem bei Patienten mit Lebererkrankungen, sollten daher in Zweifelsfällen (mangelnde Wirksamkeit, Nebenwirkungen) Plasmaspiegel gemessen werden, da das Ausmaß der Interaktionen im Einzelfall nicht vorhergesagt werden kann. Oft werden Dosisanpassungen erforderlich.

Die ART erfordert, um erfolgreich zu sein, eine hochgradige Adhärenz, stellt eine entsprechende Herausforderung dar und ist mit multiplen Wechselwirkungen und nicht zu unterschätzenden Nebenwirkungen assoziiert.

Hier ist die Beratungskompetenz der Apotheke gefragt!

Problem: Die HAART ist oft nicht ausreichend ZNS-effizient. So kann es in Folge der HIV-Infektion zu unterschiedlichen HIV-assoziierten Erkrankungen des ZNS, zu HAND (HIV-1-associated neurocognitive disorder), aber auch zu opportunistischen Infektionen kommen.

5.2.2 Therapie der HAND (HIV-1-associated neurocognitive disorder)

Das Ziel einer kausalen Therapie von HAND ist die Suppression der Virusreplikation im ZNS. Auch wenn das ZNS ein eigenständiges Kompartiment der Virusreplikation ist, führt die ART zu einem meist raschen Abfall der Viruslast auch im Liquor. Parallel dazu kommt es innerhalb der ersten drei bis neun Monate zu einer Besserung neurokognitiver Parameter. Die Effekte sind mitunter sehr beeindru-

ckend: So kann sich selbst eine schwere Demenz (HAD) mit Betreuungsbedürftig-
keit so weit bessern, dass die Arbeitsfähigkeit wiedererlangt wird.

Wahl der ART: Es ist nicht klar, welche antiretroviralen Substanzen in welcher
Kombination am besten geeignet sind. Berichte über eine unzureichende Suppressi-
on der Liquor-Viruslast bei Monotherapie mit einem mäßig ZNS-gängigen PI sind
Hinweise dafür, dass das Ausmaß der Penetration in den Liquor bzw. das Paren-
chym eine wichtige Rolle spielen kann. Letendre et al. führten einen sogenannten
»CNS penetration score« (CPE) ein, der die ZNS-Penetration der antiretroviraler
Substanzen in vier Kategorien unterteilt und inzwischen mehrfach modifiziert wur-
de.

Tabelle 20: Der CNS penetration effectiveness score (CPE) (Letendre 2010, modifiziert)

Art	sehr über dem Durchschnitt	über dem Durchschnitt	Durchschnitt	unter dem Durchschnitt
NRTIs	AZT	Emtricitabin Abacavir	Lamivudin Didanosin	Tenofovir
NNRTIs	Nevirapin	Etravirin Efavirenz	Rilpivirin	
PIs	Indinavir	Darunavir/r Fosamprenavir/r Indinavir Lopinavir/ Ritonavir	Atazanavir Atazanavir/r Fosamprenavir	Nelfinavir Ritonavir Saquinavir Saquinavir/r Tipranavir/r
Entryinhi-bitoren		Maraviroc		Enfuvirtide
Integrase-inhibitoren	Dolutegravir	Raltegravir	Elvitegravir/r	

Einige nicht-randomisierte Studien zeigten eine bessere Wirkung einer ART mit
höherem CPE-Score auf die Suppression der Liquor-Viruslast und auf neurokognitive Leistungen (Letendre 2008, Cysique 2009). Allerdings ist die Datenlage
nicht einheitlich. Auch vor dem Hintergrund sich häufender Berichte über neuro-
logisch symptomatische ZNS-Virusreplikation trotz supprimierter Plasmavirämie
(viral escape) und Besserung unter Umstellung auf ZNS-gängige Substanzen ist
zu empfehlen, dass jede ART liquorgängige Substanzen enthalten soll – besonders
bei symptomatischer ZNS-Manifestation. Während die neurokognitiven Folgen der
HIV-Infektion für Therapie-Entscheidungen lange Zeit wenig berücksichtigt wurden, wird die Indikation zur ART von der European AIDS Clinical Society schon

beim Nachweis geringer kognitiver Störungen gesehen (www.europeanaidsclini-
calsociety.org, Zugriff 6/13). Sowohl Therapie-naive als auch unter ART stehende
HIV-Patienten sollten regelmäßig neurokognitiv gescreent werden.

Problem: Es gibt Hinweise, dass Patienten, die über längere Zeit hochpenetrieren-
de ART eingenommen hatten, ein erhöhtes Risiko für HAND haben. Möglicherweise haben diese Substanzen einen schädigenden Effekt auf das ZNS. Weitere Studien
zur Klärung sind jedoch erforderlich.

Nebenwirkungen und Interaktionen: Alle antiretroviralen Substanzen haben das
ZNS (NNRTI, seltener PI) oder PNS (NRTI) betreffende Nebenwirkungen, die PI
der sog. 1. Generation interagieren mit sehr vielen Therapeutika, die in der Neurologie und Psychiatrie angewendet werden, negativ, d. h., sie werden durch Induk-
tion gemeinsam benutzter Abbausysteme in ihrer Wirkung gemindert bzw. sogar
aufgehoben (Konsequenz: Ansteigen der Plasmaviruslast). PIs der 2. Generation
werden nahezu immer geboostert, also im Wirkspiegel angehoben. Dadurch wird
das Cytochrom-P450-3A4-System nahezu vollständig gehemmt, was eine massive
Anhebung der Wirkspiegel anderer, über dieses System metabolisierter Medikamente bewirkt. Daher ist es bei der Verordnung von Arzneimitteln für HIV-Träger,
die wegen infektionsunabhängiger oder komplizierender Beschwerden (z.B. Kopfschmerzen, Schwindel, Depressionen, Psychosen, Anfälle, Schmerzzustände, Vaskulitiden) behandelt werden sollen, besonders wichtig, vor der Verordnung einer
geeigneten symptomatischen Medikation auf Interaktionen zu prüfen (z. B. http://
www.hiv-druginteractions.org/).

Name	1A1	1A2	2A6	2B6	2C8	2C9	2C18	2C19	2D6	2E1	3A4	3A5	3A7	7A1	11A
NRTI – Nukleosidische Reverse-Transkriptase-Inhibitoren															
Abacavir															
Zidovudin			S			S		S			S				
Didanosin															
Emtricitabin															
Lamiduvin															
Stavudin															
Tenofovir															
NNRTI – Nicht-nukleosidische Reverse-Transkriptase-Inhibitoren															
Efavirenz		Inh		Inh S Ind	Inh	Inh			Inh		Inh S Ind				
Nevirapin		Inh		S Ind		S Inh			S Inh		Inh S Ind				
Etravirin								S							
Rilpivirin															
Delavirdin		Inh			Inh	Inh		Inh	S		Inh S				
PI – Protease-Inhibitoren															
Atazanavir	Inh										Inh S	Inh S	Inh S		
Fosamprenavir					S	S		Inh			S Inh				
Darunavir															
Indinavir					Inh	Inh		Inh	S Inh		S Inh	S Inh	S Inh		
Lopinavir		Inh		Inh				Inh	Inh		S Inh	Inh S			
Nelfinavir		Inh		Inh		Inh Ind		S Inh	Inh		Inh S	Inh S	Inh S		

Name	1A1	1A2	2A6	2B6	2C8	2C9	2C18	2C19	2D6	2E1	3A4	3A5	3A7	7A1	11A
Ritonavir		Inh S Ind		Inh Ind S	Inh Ind	Inh Ind		Inh Ind	Inh S	Inh	Inh S Ind	Ind Inh S	Inh S	Inh	
Saquinavir					Inh	Inh		Inh	S Inh		S Inh	Inh S	S		S
Tipranavir											S Inh Ind				
Entry-Inhibitoren															
Enfuvirtid															
Maraviroc											S				
Integrase-Inhibitor															
Raltegravir	S														

S: Substrat; Ind: Induktor; Inh: Inhibitor

Abacavir: Wegen der Gefahr schwerer Hautreaktionen wird der Einsatz von Abacavir bei Vorliegen des HLA-B*57:01-Haplotyps (Indikator-SNP: rs2395029) nicht empfohlen.

Abb. 23: (aus Pharmakon 5/2014) Cytochrom-P450-Isoenzyme und anti-retrovirale Wirkstoffe (SuperCYP-Datenbank; http://bioinformatics.charite.de/supercyp/index.php?site=home)

5.2.3 Exkurs: Spezielle Probleme mit HIV-Arzneimitteln aufgrund von Wechselwirkungen

Drogenabhängigkeit ist bei HIV-Patienten ein großes Problem und trägt wesentlich zu Morbidität und Mortalität bei. Eine neuere Entwicklung ist die missbräuchliche Verwendung von verschriebenen HIV-Medikamenten in der Drogenszene in größeren Städten. Die weitere Verbreitung dieser HIV-Medikamente trägt zur Verstärkung toxischer Wirkungen von Drogen bei. So gibt es aus den USA Hinweise, dass HIV-Medikamente verkauft und gegen Drogen getauscht werden. Ritonavir kann die psychoaktiven Effekte von Methamphetamin und Ecstasy erhöhen, ebenso Efavirenz, da es sehr stark ins ZNS penetriert.

Efavirenz hat auch potentielle neuropsychiatrische Effekte, vor allem bei Neueinstellungen (z. B. Albträume).

Die Kombination von **Cannabis** und Efavirenz verstärkt durch CYP3A4-Inhibition die euphorisierende Wirkung, erhöht die Konzentration von delta-9-THC und verzögert die Ausscheidung. Der inhibierenden Wirkung zu Beginn folgt eine induzierende Wirkung von Efavirenz, wobei dieser Effekt erst nach Tagen bis Wochen einsetzt. 3,4-Methylenedioxymethamphetamin (**Ecstasy, MDMA**) wird hauptsächlich über CYP2D6 metabolisiert und die gleichzeitige Einnahme von Ritonavir als CYP2D6-Inhibitor verstärkt die toxische Wirkung. Fälle mit fatalem Ausgang wurden beschrieben, was die Relevanz dieser Wechselwirkung betont.

Eine Besonderheit bei Neuro-Aids besteht auch darin, dass HIV-positive Patienten nicht selten eine aggressive Form der Neurosyphilis haben (s.dort).

6. Prionkrankheiten s. Teil I

Die Symptome treten nach sehr langer Inkubationszeit auf, die bis zu einer Dekade und länger dauern kann. Die Symptomatik verschlechtert sich über Monate bis Jahre langsam, bis zum tödlichen Ausgang.

Creutzfeldt-Jakob-Krankheit (CJK) (s. Teil I)

Neue Variante der CJK

Kuru-Kuru (s. Teil I)

Eine spezifische wirksame Therapie für die Prionkrankheiten ist nicht bekannt.

Eine symptomatische Therapie existiert bisher nur für die Myoklonien, die gut auf Clonazepam oder Valproat ansprechen.

Für die psychotische Symptomatik empfehlen sich niedrig dosierte atypische Neuroleptika.

7. Pathogene Antikörper

7.1 Limbische Enzephalitis (LE)

Viele neurologische und psychische Störungen, deren Ursache bislang unklar war, lassen sich inzwischen auf bestimmte pathogene Moleküle zurückführen. Es sind Antikörper, die vom Immunsystem als Antwort auf Fremdkörper außerhalb des Nervensystems gebildet werden und die sich dann nicht gegen diese Antigene, sondern gegen bestimmte Strukturen der Nervenzellen richten. Bereits 1887 hatte der Neurologe Hermann Oppenheim (1857–1919) bei einer Patientin mit Brustkrebs eine »limbische Enzephalitis« beschrieben und in einen kausalen Zusammenhang mit dem Tumor gebracht. Dieser Fall fand damals kaum Beachtung und geriet in Vergessenheit. Heute sind Sekundärerkrankungen von Tumoren jedoch gut bekannt und werden unter dem Begriff »paraneoplastische Erkrankungen« zusammengefasst.

Außer Tumoren können zahlreiche Infektionskrankheiten, die das Immunsystem durch die Bildung von Antikörpern bekämpft, sekundär zu neurologischen und psychischen Störungen führen. Inzwischen sind etwa 20 neuropathogene Autoantikörper entdeckt, und ein Ende weiterer Entdeckungen ist nicht abzusehen.

Rätselhafte Krankheitsgeschichten vieler verstorbener Patienten erscheinen dadurch in einem neuen Licht, und vielen jetzt lebenden Patienten wird nun erstmals eine kausale und zugleich kurative Therapie ermöglicht, denn diese Störungen sind größtenteils reversibel.

Folgen der immunologischen Fehlsteuerung

Die Antikörper, die sich gegen Krebszellen oder gegen die in den Körper eingedrungene Viren oder pathogenen Bakterien richten sollen, binden aufgrund einer Fehlsteuerung an Rezeptoren oder in der Membran von Neuronen. Wenn sie zahlreich genug sind, machen sie die Neuronen funktionsunfähig oder führen eventuell sogar ihre Apoptose herbei, sodass es zu bleibenden Schäden kommt.

Klassische onkoneuronale Antikörper, assoziiert mit LE (n. Asztely et. Al.)
- Hu (ANNA1)   Lungenkrebs (SCLC)
- CV2 (CRMP5)   SCLC, Thymom
- Amphiphysin   Brustkrebs, SCLC
- Ri (ANNA2)   Brustkrebs, SCLC
- Yo (PCA1)   Ovarialkrebs, Brustkrebs
- Ma2 (Ta)   Hodenkrebs

Antikörper gegen neuronale Oberflächen und synaptische Antigene (n. Asztely et. al.)

- NMDA-receptor
- AMPA-receptor
- GABAB-receptor
- Glycine-receptor
- LGI1/VGKC
- Caspr2

NMDA, N-methyl-D-aspartate; AMPA, alpha-amino-3-hydroxy-5-methyl-4-isoxazolepropionic acid receptor; GABA, gamma-aminobutyric acid; LGI1, leucine-rich-glioma-inactivated 1; VGKC, voltage-gated potassium channel; Caspr2, contactin-associated protein-like2.

7.2. Paraneoplastische Enzephalitis

Durch die Fortschritte in der Behandlung maligner Tumoren werden wir mit Tumorfolgekrankheiten konfrontiert, die man früher nicht kannte, da die Patienten die Tumorkrankheit selbst nicht überlebten.

Paraneoplastische Syndrome sind definiert als erworbene Autoimmunerkrankungen. Sie entstehen infolge einer gegen sog. onkoneurale oder antineurale Antigene gerichteten humoralen Immunreaktion. Hier erzeugt eine primär gegen den Tumor gerichtete Antikörperantwort durch Kreuzreaktion mit neuronalen Antigenen eine Dysfunktion des Nervensystems. Paraneoplastische Funktionsstörungen am Nervensystem können lange vor dem auslösenden Neoplasma manifest werden.

7.3   Nicht-paraneoplastische Enzephalitis

Es handelt sich um meist im Erwachsenenalter auftretende, chronische, nicht infektiös bedingte autoimmunologische Enzephalitiden. Die Prognose ist günstiger als in der paraneoplastischen Form.

7.4   Limbische Enzephalitis, Therapie

Die limbische Enzephalitis kommt bei verschiedenen Karzinomen vor. Sie wird jedoch zunehmend auch als nichtparaneoplastische Erkrankung beobachtet.

Die Enzephalitis kann der Diagnose des Tumors um Jahre vorausgehen. Oft wird der Tumor erst bei Abklärung einer unklaren Enzephalitis entdeckt.

Therapie: Es gibt keine gezielte Therapie. Neben der Therapie des Primärtumors können verschiedene Immuntherapien versucht werden.

Neben der Plasmapherese kommen medikamentöse Immuntherapien zum Einsatz, indem den Patienten Immunglobuline oder Steroide (Methylprednisolon u. a.) intravenös verabreicht werden. Dies birgt allerdings bei immungeschwächten Patienten das Risiko, dass sie an gefährlichen Infektionen erkranken. Arzneimittel der zweiten Wahl sind Cyclophosphamid und Rituximab. Weitere mögliche Alternativen sind Methotrexat und Bortezomib. Geheilte Patienten bekommen in der Regel eine immunsuppressive Erhaltungstherapie mit Azathioprin oder Mycophenolatmofetil.

Symptomatisch wird mit Antikonvulsiva sowie Antidepressiva behandelt.

Etwa 60–70 Prozent der Patienten remittieren oder zeigen geringe neurologische Defizite bei rascher adäquater und intensiver Therapie (Medikation, Intensivmedizin, Ergotherapie, Physiotherapie, Logopädie). Bei ca. 20 Prozent bleiben neurologische Schäden, die Mortalitat liegt bei ≥ 5–10 Prozent. Rezidive sind möglich, häufig Amnesie für die Dauer der ZNS-Erkrankung.

s. auch BLAK Heft 86

Tabelle 21: Auswahl Therapieverfahren Immuntherapie

Regime	Dosis	Häufigste Nebenwirkungen (Auswahl)	Kontraindikationen
Monatliche Steroidpulse	Monatlich 3-5 x an konsekutiven Tagen 500– 1000 mg Methylprednisolon i.v.	Wie orale Langzeitsteroide, aber seltener/milder	Wie orale Langzeitsteroide
Orale Langzeitsteroide, z. B. Prednison	Beginn mit 80-100 mg/d, langsame Abdosierung über Monate	Vollmondgesicht, Stammfettsucht, Hypertonie, Diabetes, Myopathie, Unruhe, Depression, Gereiztheit, Euphorie, Petechien, verzögerte Wundheilung, Akne, Osteoporose (Prophylaxe!)	Magen-Darm-Ulzera, Osteoporose, bestehende Infektionskrankheiten
i.V.-Immunglobuline	Initial 3-5 x 0,4 g/kg KG Danach: monatlich 0,4 g/kg, im Verlauf ggf. nach klinischem Bild Dosis schrittweise reduzieren oder Applikationsintervalle spreizen	Schüttelfrost, Kopfschmerz, Fieber, Übelkeit, Erbrechen, allergische Reaktionen	IgA-Mangel, wenn der Patient Antikörper gegen IgA aufweist
Plasmapherese/ Immunadsorption	3-6 Volumenaustausche an konsekutiven oder alternierenden Tagen, alle 2-8 Wochen wiederholen	Infektionen, Thrombosen	Infektionskrankheiten

Ausblick

Die Entdeckung weiterer neuropathogener Antikörper wird sich auch in Zukunft fortsetzen. Es ist absehbar, dass sich dadurch Diagnostik und Therapie zahlreicher neurologischer und psychischer Erkrankungen maßgeblich verändern wird. Andererseits zählen Immuntherapien zu den teuersten Therapien. Der therapeutische Fortschritt wird deshalb unweigerlich Kostensteigerungen nach sich ziehen.

8. Parkinsonismus

8.1 Therapie, Medikamente

Über die Therapie des Morbus Parkinson und die eingesetzten Medikamente kann hier nur ein kurzer Überblick gegeben werden, da ein Eingehen auf Details den Umfang dieser Fortbildung sprengen würde. Zur intensiveren Information wird auf die einschlägigen Standardwerke sowie das Heft 77 der Schriftenreihe der Bayerischen Landesapothekerkammer aus dem Jahre 2008 verwiesen.

Ausführlicher sollen hier vor allem die psychischen Störungen und die Demenzformen bei Parkinson besprochen werden (s. Teil I).

8.1.1 Therapieziele

Die Therapie der Parkinson-Krankheit sollte rechtzeitig, altersgerecht und effizient beginnen. Je nach Alter, Erkrankungsdauer und sozialer Situation können folgende Therapieziele relevant werden:

– Therapie von motorischen, autonomen, kognitiven und kommunikativen sowie psychiatrischen Symptomen der Erkrankung
– Erhaltung der Selbstständigkeit in den Aktivitäten des täglichen Lebens
– Verhinderung/Verminderung von Pflegebedürftigkeit
– Erhaltung der Selbstständigkeit in Familie und Gesellschaft (soziale Kompetenz)
– Erhaltung der Berufsfähigkeit
– Erhalt/Wiedergewinnen der gesundheitsbezogenen Lebensqualität
– Vermeidung von sekundären orthopädischen und internistischen Begleiterkrankungen
– Verhinderung/Behandlung von motorischen und nicht motorischen Komplikationen
– Vermeidung von medikamentösen Nebenwirkungen

Für die Therapie stehen eine Reihe von Medikamenten mit verschiedenen Wirkansätzen, vor allem im Dopamin-Stoffwechsel, zur Verfügung, auf die nicht im Detail eingegangen werden kann (s. auch Teil I, Heft 77, BLAK 2008).

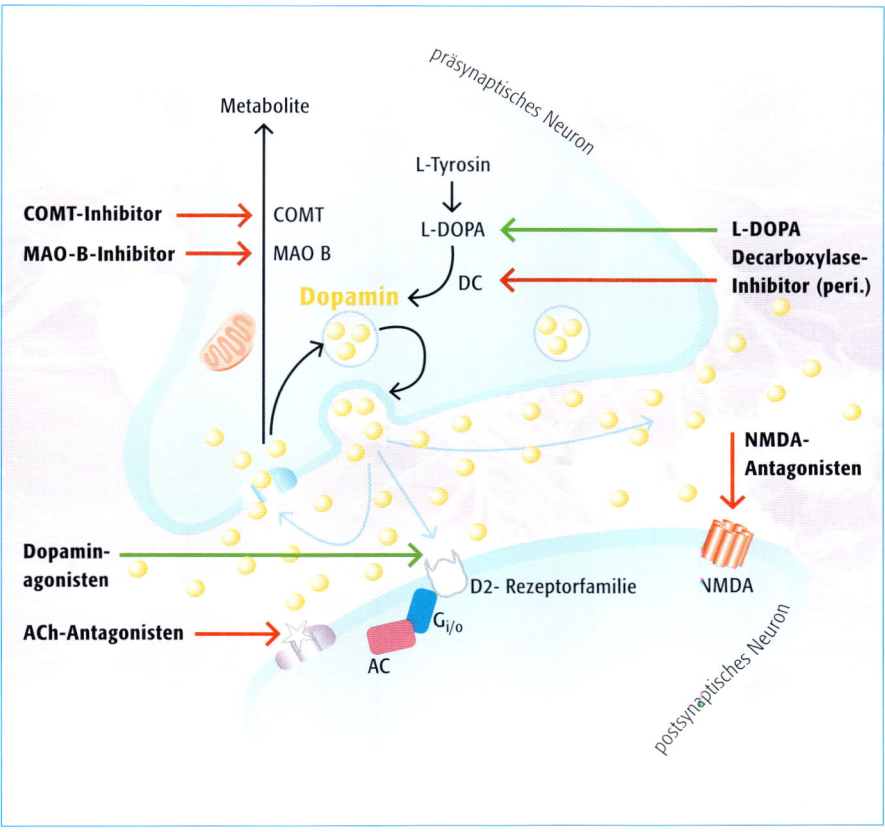

Abb. 24: Schema der pharmakologischen Angriffspunkte bei Morbus Parkinson (BLAK Heft 77, Das Parkinsonsyndrom auf dem Vormarsch?, 2008)

8.2 Überblick über Antiparkinsonmittel (Wirkstoffgruppen mit repräsentativen Vertretern)

L-Dopa + DDC-Hemmstoffe

Levodopa wird im Gehirn in Dopamin umgewandelt. Decarboxylase-Hemmer verhindern die Metabolisierung zu Dopamin in der Peripherie.

- Benserazid: Madopar®
- Carbidopa: Isicom®

COMT-Hemmstoffe
hemmen den Abbau von Levodopa.
- Entacapon: Comtess®
- Tolcapon: Tasmar®
- L-Dopa + Carbidopa + Entacapon: Stalevo®

D$_2$-Agonisten
sind direkte Stimulatoren der postsynaptischen Dopamin-Rezeptoren. Sie ersetzen die Wirkung von Dopamin am neuronalen Rezeptor.

Ergotamin-Derivate
- Bromocriptin: Pravidel®
- Cabergolin: Cabaseril®
- Pergolid: Parkotil®
- Lisurid: Dopergin®

Nicht-Ergotamin-Derivate
- Apomorphin: Apo-go®
- Piribedil: Clarium®
- Pramipexol: Sifrol®
- Ropinirol: Requip®
- Rotigotin: Neupro®

MAO-B-Hemmstoffe
hemmen den Abbau von Dopamin.
- Rasagilin: Azilect®
- Selegilin: Movergan®

mACh-Rezeptor-Antagonisten (Anticholinergika)
hemmen die cholinergen Überfunktionen.
- Biperiden: Akineton®
- Bornaprin: Sormodren®
- Procyclidin: Osnervan®
- Trihexyphenidyl: Parkopan®

NMDA-Antagonisten
hemmen die glutamatergen Überfunktionen.
- Amantadin;   PK-Merz®
- Budipin: Parkinsan®

Tab.22: Wirkungen und Nebenwirkungen von L-Dopa und Dopamin

	L-Dopa	D_2-Agonisten
allgemeine Wirksamkeit	+++	++
Wirkungsbeginn	sofort	verzögert
Therapiebeginn	ältere Patienten (> 70 J)	jüngere Patienten (< 70 J)
Abhängigkeit der Wirkung	Vesikuläre Dopamin-Speicherung	postsynaptische D_2-Rezeptoren
Nebenwirkungen		
Dyskinesien	+++	+
Fluktuationen	+++	+
Psychosen	+	+++
Müdigkeit, Narkolepsie	+	+++
Orthostase	+	++
gastrointestinale Störungen	+	+++

+, ++, +++ = gelegentlich, häufig, sehr häufig

Tab. 23: Pharmakokinetik und -dynamik von D_2-Agonisten (Auswahl) (n. Herdegen)

	HWZ (h)	D_1*	D_2*	5-HT1,2*	Besonderheiten
Ergotamine:					Orthostase
Bromocriptin	5	Ø/+	++	+	Herzklappenfibrose
Cabergolin	60	Ø	++	+	Ind.: Prolaktinom
Pergolid	15	+	++	+	Herzklappenfibrose
Nicht-Ergoline					psychotische Symptome
Piribedil	12	Ø	++	Ø	
Pramipexol	10	Ø	++	Ø	gute Bioverfügbarkeit
Ropinirol	5	Ø	++	Ø	renale Elimination
Apomorphin	0,5	+	++		Ind.: akinetische Krise, erektile Dysfunktion, parenterale Gabe
Rotigotin		Ø	++	Ø	Pflaster

* Stimulation der Rezeptoren Ø, +, ++ = keine, schwache, starke Stimulation

Dopamininduzierte Psychose, Demenz mit Lewy-Körperchen. BPSD

s. Ausführungen Teil I

9. Demenz

9.1 Definition der Demenz

Als Demenz wird eine chronische und meist progressive Fehlfunktion des Gehirns bezeichnet, die zu einer Verschlechterung des Gedächtnisses und anderer kognitiver Funktionen, zu einer Beeinträchtigung der Aktivitäten des täglichen Lebens und zu wechselnden begleitenden psychopathologischen Symptomen führt. Die Erkrankung ist progredient und mit einer erhöhten Mortalität verbunden. Die wichtigsten Demenzformen sind die Alzheimer-Demenz, die Demenz mit Lewy-Körperchen, die Demenz bei Morbus Parkinson, die Vaskuläre Demenz sowie die Frontotemporale Demenz. Am häufigsten ist mit rund 60 Prozent die Alzheimer-Demenz. Wegen der multifaktoriellen Genese sind Mischformen sehr häufig, wobei eine Alzheimer-Demenz meistens mitbeteiligt ist.

Symptomatik und Beurteilung der Behandlungseffekte
Das demenzielle Syndrom ist gekennzeichnet durch Störungen in mehreren Bereichen wie Gedächtnis, Denkvermögen oder emotionaler Kontrolle. Während speziell die Alzheimer-Demenz zuerst wegen kognitiver Symptome auffällt, bestimmen die Beeinträchtigungen der alltagspraktischen Fähigkeiten den Pflegeaufwand. Neben der kognitiven Störung sind die »nicht kognitiven« psychopathologischen Symptome und Verhaltensauffälligkeiten (BPSD) wesentliche Faktoren für das Befinden des Patienten und für den Belastungsgrad von Pflegepersonen und Angehörigen. Mit fortschreitender Erkrankung treten die Verhaltensstörungen zunehmend in den Vordergrund und sind bei schwerer Demenz neben körperlichen Krankheitszeichen oft die wesentlichen Zielsymptome der Behandlung.

9.2 Behandlung der Demenz

Die Behandlungsmöglichkeiten teilen sich in drei Bereiche auf:
– Aufbau von Aktivitäten zur Aufrechterhaltung und Förderung körperlicher und geistiger Gesundheit sowie die Koordination der Zusammenarbeit zwischen Therapeuten, Familienangehörigen und Pflegenden
– Einsatz von Antidementiva
– Nichtmedikamentöse Strategien und Psychopharmaka zur Behandlung von psychopathologischen Symptomen und Verhaltensstörungen (nicht kognitive Symptomatik)

Alle drei Interventionsebenen (biologische, psychologische, soziale Ebene) interagieren dabei in hohem Maße.
Ein umfassendes Behandlungskonzept mit einem Schwerpunkt bei der Angehörigenarbeit gehört erkrankungsstadienabhängig zu jeder Demenzbehandlung. Bei

Demenzkranken sind Aktivitäten in erhaltenen Fähigkeitsfeldern zu fördern und Überforderungen in eingeschränkten Leistungsbereichen zu vermeiden. Die Arzneitherapie kann nur im Gesamtbehandlungskontext gesehen werden.

9.3 Pharmakotherapie der demenziellen Syndrome

9.3.1 Zielkriterien

Trotz intensiver Forschung nach kausalen Therapieansätzen und einiger hoffnungsvoller Ansätze ist kurz- und mittelfristig wohl kein therapeutischer Durchbruch zu erwarten. Das bedeutet, dass wir noch lange auf die Substanzen angewiesen sind, die momentan zugelassen sind. Da eine kausale Behandlung oder Heilung nicht möglich ist, sind die Therapieziele
– Stillstand oder Verlangsamung der Progression
– Verbesserung der Symptomatik (im kognitiven und nicht kognitiven Bereich)
– möglichst langer Erhalt der noch vorhandenen Funktionen
– Erleichterung der Pflege
– möglichst langer Verbleib in der vertrauten Umgebung

In den letzten Jahren wurden zwar große Fortschritte im Verständnis der der Alzheimer-Demenz zugrundeliegenden Pathomechanismen gemacht, es gelangen aber keine entscheidenden Fortschritte bezüglich der Entwicklung kausaler Therapieoptionen.

Wir haben die gleichen Substanzen im Einsatz wie vor zehn Jahren. Es gibt neue Darreichungsformen und Generika, aber keine Zulassungen von neuen Wirkstoffen und keine neuen Therapieprinzipien.

Laut statistischen Untersuchungen aus den USA (ADIS Database) wurden zwischen 1998 und 2014 nur vier neue Substanzen gegen die Alzheimer-Demenz zugelassen. 123 Substanzen wurden nicht zugelassen bzw. die klinische Prüfung wurde eingestellt. Vermeintlich vielversprechende präklinische Ansätze versagten zumeist in den klinischen Studien wegen mangelnder Wirksamkeit oder gravierender Nebenwirkungen.

9.3.2 Antidementiva

Antidementiva sind zentral wirkende Substanzen zur Behandlung kognitiver Störungen – insbesondere des Gedächtnisses, der Konzentration und der Aufmerksamkeit, des Urteilsvermögens und der Orientierung – und zur Verbesserung der beeinträchtigten Alltagskompetenz bei Demenzerkrankungen.

9.3.2.1 Pharmakologie der Antidementiva

Den Demenzen liegen unterschiedliche pathobiochemische Prozesse zugrunde. Eine wichtige Hypothese besagt, dass Ablagerungen des Betaamyloidpeptids eine zentrale Rolle spielen. Folgen sind die Bildung von Neurofibrillenbündeln, Lipidperoxidation, glutamaterge Exotoxizität, Entzündung und Aktivierung der Apopto-sekaskade. Zelluläre Dysfunktion und Zelltod sind wesentlich für die Störungen der Neurotransmission. Besondere Bedeutung hat die Hypothese des cholinergen Defizits, die bereits vor über 30 Jahren aufgestellt wurde. Auffällig ist die Abnahme der Zahl cholinerger Neurone im basalen Vorderhirn (vor allem Nucleus basalis Meynert) und entsprechender Verlust cholinerger Axone im Cortex. Diese Hirnare-ale sind mit Lernen, Gedächtnis, Funktionssteuerung, Verhalten und emotionalen Reaktionen assoziiert. Bedeutsam ist auch der Verlust an nikotinischen Acetylcho-linrezeptoren (nAChR). Acetycholin trägt zur Reizfilterung im ZNS bei und führt zu einer Verbesserung des Signal-Rausch-Abstandes. Steht Acetylcholin nicht aus-reichend zur Verfügung, treten zunächst Störungen von Konzentration, Aufmerk-samkeit und Lernleistung auf. Es entwickeln sich zunehmend Vigilanzstörungen, Halluzinationen und Verwirrtheitszustände.

Behandlungsstrategien zielen auf eine Reduktion des Defizits an Acetylcholin durch **AChE-Hemmer** (Acetylcholinesterasehemmstoffe), mit Verbesserung der kognitiven Leistungen sowie Stabilisierung des Verhaltens ab.

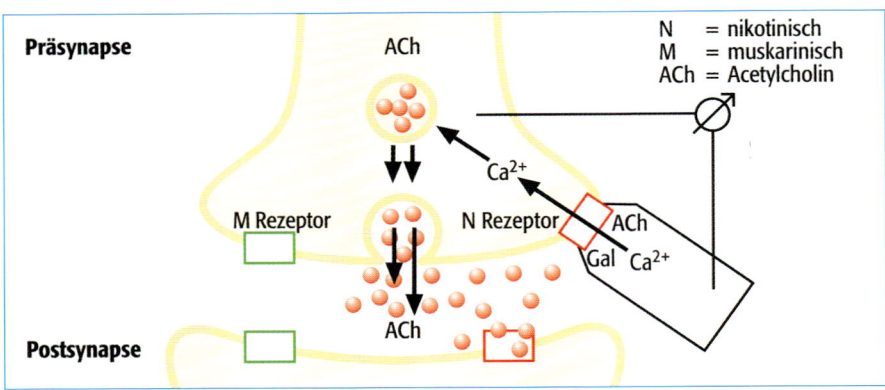

Abb. 25: Wirkmechanismen von AChE-Hemmern (exemplarisch Galantamin) (BLAK Heft 74, Demenz, 2007)

9.3.2.2 AChE-Hemmer
Wirkmechanismen von AChE-Hemmern
Wirkprinzip ist der partielle Ausgleich des Acetylcholinmangels in der Hirnrin-de durch Blockade des hydrolysierenden Enzyms. Nach Freisetzung diffundiert Acetylcholin (Ach) zu seinen Zielorten, den muskarinischen (mAChR) und niko-tinischen Acetylcholinrezeptoren (nAChR) und bewirkt deren Aktivierung. Diese wird durch Dissoziation des ACh wieder aufgehoben. Die Menge des verfügbaren ACh wird dabei durch die Aktivität des Enzyms Acetylcholinesterase (AChE) be-stimmt, das Acetycholin zu Cholin und Acetat spaltet. Eine Inhibition der AChE führt zu einer Konzentrationserhöhung des Acetylcholins im synaptischen Spalt und damit zur vermehrten Aktivierung der Acetylcholinrezeptoren.

Präparate

Donepezil

Aricept® Tbl. 5/ 10 mg, Aricept Evess® Schmelztbl. 5/ 10 mg ; zahlreiche Generika
Reversibler selektiver AChE-I.
Pharmakokinetik: $t\frac{1}{2}$ = 70–80 h; Tmax = 4 h; Bioverfügbarkeit ca. 100 Prozent;
Plasmaproteinbindung > 90 Prozent.
Steady State nach ca. 3 Wochen.
Metabolisierung über CYP2D6 und nachgeordnet CYP3A4 und Glukuronosyltrans-
ferase; ein wirksamer Metabolit (6-O-Desmethyl-Donepezil), mehrere unwirksame
Metaboliten. Bei Patienten mit defektem CYP2D6 verlangsamte Clearance und da-
durch vermehrte NW möglich, bei ultraschnellen Metabolisierern von CYP2D6 ist
sie beschleunigt.
Indikationen und Behandlungshinweise: Leichte bis mittelschwere Demenz bei
Alzheimer-Krankheit (AD).
Verträglichkeit insbesondere zu Beginn der Behandlung besser als bei Rivastigmin.
Dosierung: Beginn mit 5 mg/d, nach einem Monat ggf. Steigerung auf 10 mg/ (Einmalgabe zur Nacht). Es wird in Abhängigkeit von der Verträglichkeit eine möglichst
hohe Erhaltungsdosis angestrebt.
Wechselwirkungen: Verstärkung antipsychotikainduzierter EPS möglich. Vorsicht
bei Kombination mit CYP2D6-Inhibitoren, z. B. Chinidin, Fluoxetin oder Paroxe-
tin wegen Hemmung des Abbaus von Donepezil, höhere Plasmakonzentrationen
von Donepezil. Es liegen Fallberichte zu QTc-Zeit-Verlängerung und ventrikulären
Arrhythmien bei AChE-I vor; regelmäßige Puls- und ggf. EKG-Kontrollen v. a. zu
Beginn der Therapie und bei Kombination mit die QTc-Zeit verlängernden AM
empfohlen.
Bewertung: [+] Verträglichkeit, insbesondere gastrointestinale NW, besser als bei
Galantamin und (oral appliziertem) Rivastigmin. Bei Nierenfunktionsstörungen in
der Regel keine Dosisanpassung erforderlich.
[–] Schlafprobleme häufiger als bei den anderen AChE-I.

Rivastigmin

Acetylcholinesterasehemmer. Zusätzlich Hemmung der Butyrylcholinesterase (Be-
deutung noch nicht gesichert).
Exelon® Kps. 1,5/ 3/ 4,5/ 6 mg; Lsg. 2 mg = 1 ml (50/ 120 ml)
Exelon® transdermales Pflaster
TTS 4,6 mg/24 h [5 cm^2] ; 9,5 mg/24 h [10 cm^2]; 13,3 mg/24 h [15 cm^2]
Zahlreiche Generika
Indikationen: Leichte bis mittelschwere Alzheimer-Demenz. Leichte bis mittel-
schwere Demenz bei idiopathischem Morbus Parkinson.
Dosierung:
Oral: Initial 2 × 1,5 mg verteilt auf 2 Einzeldosen zu den Mahlzeiten, bei guter
Verträglichkeit Dosissteigerung alle zwei Wochen bis zur Erhaltungsdosis 6–12 mg/

Tag (2 Einnahmezeitpunkte). Wenn die Behandlung länger als einige Tage unterbrochen wurde, Wiederbeginn mit 2 × 1,5 mg und anschließende Dosistitration.

Transdermales Pflaster
Initial 4,6 mg/24 h; nach 4 Wochen Erhöhung auf Erhaltungsdosis von 9,5 mg/24 h. Applikation einmal täglich auf die Haut im oberen oder unteren Rückenbereich, an Oberarm oder Brustkorb; bei Applikation im Bereich der Oberschenkel oder im Bauchbereich verminderte Bioverfügbarkeit. Wenn die Behandlung länger als einige Tage unterbrochen wurde, ist sie mit 4,6 mg/24 h wiederaufzunehmen. Pflasterwechsel nicht an der gleichen Stelle. Alte Pflaster jeweils vorher entfernen.

Die transdermalen Pflaster mit einer Freisetzung von 9,5 mg/24 h führen zu einer Wirkstoffexposition ähnlich einer oralen Dosis von etwa 12 mg/Tag. Patienten mit einer oralen Tagesdosis von 3 mg und 6 mg Rivastigmin können auf 4,6 mg/24 h, diejenigen mit einer Tagesdosis von 12 mg Rivastigmin oral können auf 9,5 mg/24 h transdermale Pflaster umgestellt werden. Je nach vorangegangener Verträglichkeit der oralen Dosis kann eine Umstellung bei Patienten mit einer Tagesdosis von 9 mg Rivastigmin auf 9,5 mg/24 h oder 4,6 mg/24 h transdermale Pflaster erfolgen.

Das transdermale Pflaster hat im Vergleich zur oralen Gabe eine bessere Verträglichkeit.

Nach Handhabung eines transdermalen Pflasters kein Kontakt mit den Augen.

Interaktionen: Rivastigmin unterliegt einem nichthepatischen Metabolismus ohne Beteiligung des CYP-Systems, bislang sind keine pharmakokinetischen Interaktionen bekannt. Es liegen Fallberichte zu QTc-Zeit-Verlängerung und ventrikulären Arrhythmien bei AChE-I vor; regelmäßige Puls- und ggf. EKG-Kontrollen v. a. zu Beginn der Therapie und bei Kombination mit die QTc-Zeit verlängernden AM.

Bewertung: [+] Kurze HWZ (vor Operationen wichtig). Sehr geringes Interaktionspotenzial. Transdermales Pflaster mit besserer Verträglichkeit verfügbar. Transdermal jetzt auch eine Zulassung für Hochdosistherapie (13,3 mg/24 h).

[–] Häufiger Übelkeit und Erbrechen als bei den anderen AChE-I (nur bei der oralen Darreichungsform), besonders wenn zu Beginn zu schnell aufdosiert wird. Oral keine Einmalgabe möglich.

Galantamin
Reversibler selektiver Acetylcholinesterasehemmer; zusätzlich Modulator präsynaptischer nikotinischer ACh-Rezeptoren.
Reminyl® 1-mal täglich retardiert Kps. 8 mg , 16/ 24 mg; Starterpackung 8 mg + 16 mg
Reminyl® 4 mg/ml Lösung Lsg. 4 mg = 1 ml (100 ml)
Generika
Indikationen: Leichte bis mittelschwere Alzheimer-Demenz.
Dosierung: Initial 8 mg/Tag (morgens zum Essen); bei Gabe als Lösung Verteilung der Tagesgesamtdosis auf morgens und abends. Langsame Dosissteigerung um 8 mg alle 4 Wochen bis zur Erhaltungsdosis 16 mg bzw. 24 mg/Tag.
Interaktionen: Bei Kombination mit Antipsychotika *mögliche Verstärkung von EPS*.

Bei Kombination mit Inhibitoren von CYP2D6, z. B. Chinidin, Fluoxetin oder Paroxetin, oder CYP3A4, z. B. Erythromycin, Ketoconazol, Ritonavir, steigen die Plasmaspiegel von Galantamin an. Es ist insbesondere in der Anfangsphase mit vermehrten cholinergen NW zu rechnen, ggf. Dosisreduktion. Bei Kombination mit Induktoren von CYP3A4, z. B. Carbamazepin oder Johanniskraut ist mit einem Abfall der Plasmaspiegel von Galantamin zu rechnen. Es liegen Fallberichte zu QTc-Zeit-Verlängerung und ventrikulären Arrhythmien bei AChE-I vor; regelmäßige Puls- und ggf. EKG-Kontrollen v. a. zu Beginn der Therapie und bei Kombination mit die QTc-Zeit verlängernden und TdP auslösenden AM.

Bewertung: [+] Retardpräparation mit Möglichkeit der Einmalgabe; auch als Lösung. Wirkung auch an nikotinischen ACh-Rezeptoren, allerdings klinischer Vorteil noch nicht gezeigt.

[–] Gastrointestinale NW häufiger als unter Donepezil. *Hautnebenwirkungen!*

9.3.2.3 NMDA-Rezeptorantagonisten

Eine wichtige Rolle spielt auch die pathologisch erhöhte Glutamatkonzentration (z. B. durch Hypoxie) im synaptischen Spalt. Glutamat, der häufigste erregende Neurotransmitter, trägt entscheidend zur Demenz-Entstehung und -Progression bei. Die physiologische, kurze Glutamat-Freisetzung ist Grundlage für Lernprozesse und Gedächtnisbildung. Chronisch erhöhte Freisetzung führt dagegen zu einer gestörten Neurotransmission, zu lang andauerndem Calcium-Ionen-Einstrom und über die Aktivierung kataboler Prozesse zu einer neurotoxischen Wirkung mit Untergang von Neuronen. Diese Vorgänge scheinen durch den N-Methyl-D-Aspartat (NMDA)-Subtyp des Glutamatrezeptors vermittelt zu werden. Substanzen, die der neurotoxischen Wirkung des Glutamats entgegenwirken sollen, dürfen allerdings nur bei hoher extrazellulärer Glutamatkonzentration antagonistisch wirken, ohne Beeinflussung der physiologischen glutamatergen Neurotransmission.

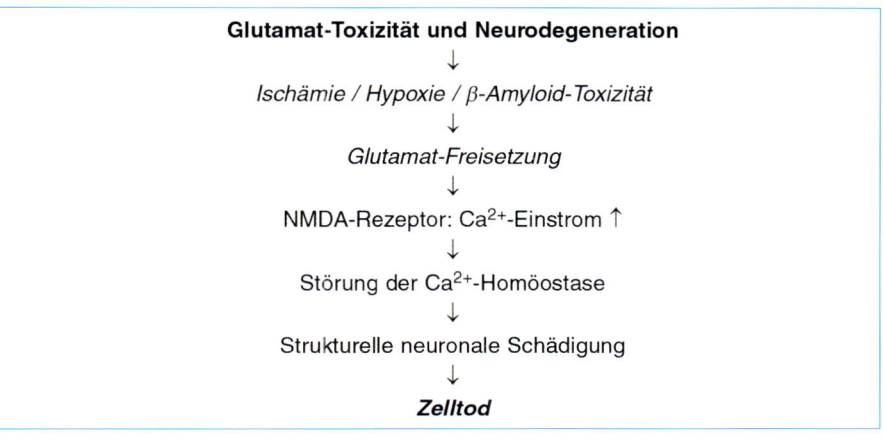

Abb. 26: Glutamat-Toxizität und Neurodegeneration (BLAK Heft 74, Demenz, 2007)

Memantin, ein Adamantan, ist ein selektiver, nichtkompetitiver NMDA-Rezeptor-Antagonist und soll bei pathologisch erhöhter Glutamatfreisetzung durch Blockade des Rezeptors neuroprotektiv wirken. Früher wurde Memantine noch mit der Indikation »leichte und mittelschwere Hirnleistungsstörungen« als Akatinol® Memantine geführt. Seit 2002 ist Memantin für die Behandlung der mittelschweren bis schweren AD zugelassen.

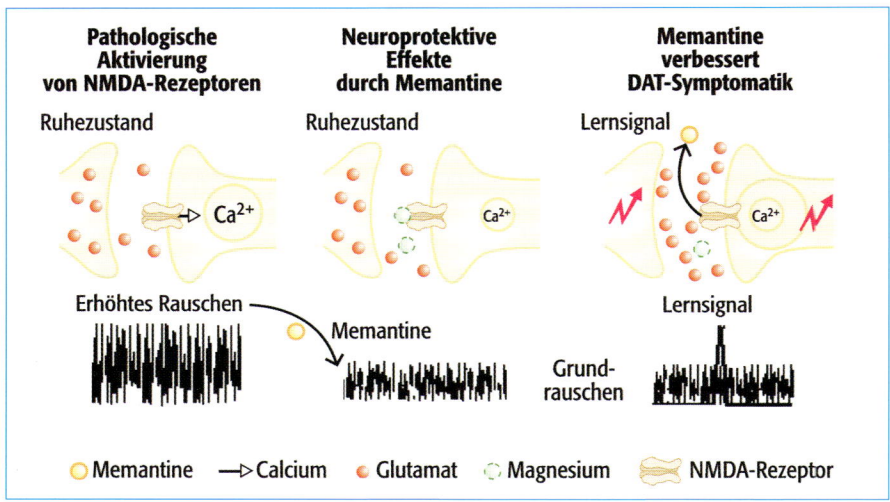

Abb. 27: Wirkmechanismus von Memantin (BLAK Heft 74, Demenz, 2007)

Memantin

NMDA-Rezeptor-Antagonist; Memantin blockiert die Wirkung pathologisch erhöhter tonischer synaptischer Konzentrationen von Glutamat.

Axura®/Ebixa® Starterpackung 5/ 10/ 15/ 20 mg ; Tbl. 10 mg, Tbl. 20 mg , Lsg. 5 mg/Pumpenhub, Lösung zum Einnehmen; Generika

Indikationen: Moderate bis schwere Demenz bei Alzheimer-Krankheit. Ein Therapieversuch über 24 Wochen und eine Weiterverordnung von Memantin nach dokumentiertem Therapieerfolg ist zulässig.

Dosierung: Initial 5 mg morgens für 7 Tage, → wöchentliche Steigerung um 5 mg bis max. 20 mg/Tag.

Cave: Die Hersteller von Memantinhydrochlorid-haltigen Lösungen wiesen auf vereinzelte Überdosierungen hin, die seit Einführung einer neuen Dosierpumpe gemeldet wurden. Die Überdosierungen sind durch Verwechslung der durch die neue Dosierpumpe abgegebenen Dosis mit der durch die zuvor eingesetzte Tropfflasche abgegebenen Dosis entstanden. Mit einer Pumpbewegung der Dosierpumpe werden 0,5 ml Losung abgegeben; dies entspricht 5 mg Memantinhydrochlorid. Die tägliche Höchstdosis beträgt 20 mg oder 4 Pumpbewegungen.

Interaktionen: Vorsicht bei der Kombination mit dopaminergen Substanzen und Anticholinergika (möglicherweise verstärkte Wirkung) und Antipsychotika (Wirkabschwächung), Baclofen und Dantrolen, Hydrochlorothiazid. Vorsicht bei oralen Antikoagulanzien (INR-Erhöhung möglich). Mögliche Verstärkung zentraler NW durch additiven Effekt auf NMDA-Rezeptoren bei Amantadin, Dextromethorphan, Ketamin; die Kombination sollte vermieden werden. Bei Kombination mit AM, die über CYP2B6 metabolisiert werden (z. B. Bupropion, Methadon, Sertralin), ist ein Anstieg der Wirkspiegel möglich, da Memantin in vitro CYP2B6 hemmt.

Bewertung: [+] Insgesamt relativ gute Verträglichkeit, besser als AChE-I. Möglich auch als »Add-on-Medikament« in Kombination mit AChE-I (verändert nicht die Pharmakokinetik der AChE-I). Als Lösung erhältlich. Möglichkeit der Einmalgabe. [–] Relativ geringe Effektstärke (wie bei allen Antidementiva)

9.4   Therapieoptionen

Nachfolgend ein kurzer Überblick über die aktuellen **Therapieoptionen** (nach Leitlinie Demenz DGN/DGPPN-Kurzfassung, Benkert, Hippius et al.)

9.4.1 Acetylcholinesterasehemmer (AChE-I)

Die Wirksamkeit der AChE-I Donepezil, Galantamin und Rivastigmin bei der AD auf die Kernsymptome kognitive Beeinträchtigung und Einschränkungen der Aktivitäten des täglichen Lebens (ADL) ist durch klinische Studien belegt.

Zulassung besteht in Deutschland für die Behandlung der leichten bis mittelschweren AD. Eine Anwendung in diesen Indikationen wird gemäß der S3-Leitlinie »Demenzen« (DGN, DGPPN 2009: http://media.dgppn.de/mediadb/media/dgppn/pdf/leitlinien/s3-leitlinie-demenz-kf) ausdrücklich empfohlen. Durch einzelne klinische Studien ist auch ein Nutzen von AChE-I bei schwerer AD (insbesondere Donepezil) belegt, der Einsatz ist im Einzelfall zu erwägen und stellt weiterhin eine Off-label-Indikation dar.

Auch trotz der relativ geringen Effektstärke stellen AChE-I bei Fehlen anderer, wirksamerer Therapieoptionen derzeit die Therapie der Wahl dar. Falls keine Kontraindikationen vorliegen, sollte nach den Leitlinien aufgrund der Progredienz und der Irreversibilität der AD sowie der hohen Belastung von Patienten und Betreuenden sowie des Fehlens kausaler Therapieverfahren bei jedem Patienten mit leichter bis mittelschwerer AD ein Therapieversuch mit AChE-I unternommen werden.

Für die Wirkstoffe Donepezil und Galantamin sind auch ökonomische Vorteile bezüglich der Reduktion von Behandlungskosten (im Gegensatz zu Nichtbehandlung bzw. Behandlung mit Ginkgo biloba) gezeigt worden.

Die Differenzialindikation der einzelnen AChE-I richtet sich wegen des Fehlens klinisch relevanter Wirksamkeitsunterschiede nach Nebenwirkungs-/Interaktionskriterien.

Die Wirkung der AChE-I ist dosisabhängig. Daher sollte mit der höchsten verträglichen Dosis behandelt werden.

Es sollte halbjährlich eine klinische und ggf. testpsychologische Behandlungskontrolle erfolgen.

Bei Zweifel an der Wirksamkeit kann ggf. im Therapieverlauf ein Absetzversuch erfolgen. Für die Umstellung auf einen anderen AChE-I existiert Evidenz.

Bei guter Verträglichkeit und anzunehmendem Nutzen sollte fortlaufend und auf jeden Fall länger als die den meisten Zulassungsstudien zugrundeliegende Behandlungsdauer von 24 Wochen therapiert werden; offene Erweiterungsstudien weisen auf eine Wirksamkeit in der Langzeittherapie von, je nach Wirkstoff, mindestens drei bis fünf Jahren hin.

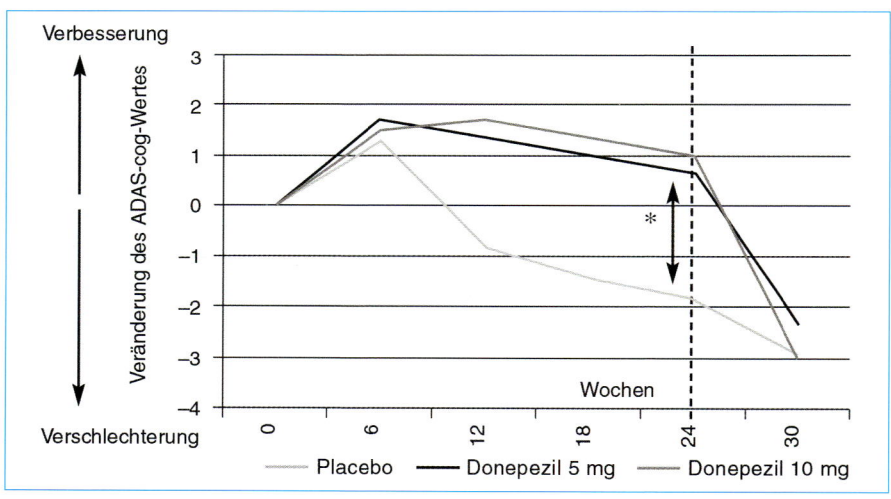

Abb. 28: ADAS-cog Studie Donepezil (BLAK Heft 74, Demenz, 2007)

9.4.2 Memantin

Die Wirksamkeit von Memantin in der Behandlung der mittelschweren und schweren AD ist durch klinische Studien bestätigt; für diesen Indikationsbereich besteht auch eine Zulassung.

Ein patientenbezogener Nutzen von Memantin bei mittelschwerer und schwerer AD in den Bereichen Kognition und Alltagspraxis wird auch vom IQWiG attestiert.

In einer publizierten Analyse von Krankenversicherungsdaten wird auch eine Reduktion der Gesamtbehandlungskosten durch Memantin bestätigt.

Bezüglich der Wirksamkeit von Memantin bei leichter AD bleibt die Studienlage negativ, eine Gabe bei leichter AD wird deshalb weiterhin nicht empfohlen.

Tab. 24: Übersicht Pharmakologische Eigenschaften der Antidementiva

	Donepezil	Rivastigmin	Galantamin	Memantin
Tagesdosis	5 – 10 mg	6 – 12 mg	16 – 24 mg	20 mg
Applikation/Tag	1 x	2 x (oral) 1x (Pflaster)	Retard 1x	2 x oral (auch 1 x)
Pharmakodynamik, Pharmakokin.				
AChE-Hemmung	ja	ja	ja	NMDA-Antagonismus, antioxidativ
ButyrylcholinE-Hemmung		ja		
Bindung am nikot. Acetylch.-Rezeptor			ja	
Nahrung beeinflusst Absorption	nein	ja	ja	nein
Plasmahalbwertszeit	70 – 80 h	2 h	7 – 8 h	60 – 100 h
Proteinbindung (Prozent)	96	40	10 – 20	45
Metabolisierung/Ausscheidung	Leber	Substrat / Niere	hauptsächlich Niere	Fast 100 Prozent renal
Cytochrom-P450-System	ja (CYP2D6, CYP3A4)	nein	ja (CYP2D6, CYP3A4)	nein
Indikation Zur symptomatischen Behandlung leichter bis mittelgradiger Demenz vom Alzheimer-Typ	ja	ja	ja	moderate bis schwere Alzheimer-Demenz
Nebenwirkungen ähnlich bei allen Substanzen Übelkeit, Erbrechen, Diarrhö, Bradykardie				Verwirrtheit, Halluzin., Schwindel, Kopfschmerzen, Müdgkeit

9.4.3 Kombinationsbehandlungen

Eine Steigerung der antidementiven Wirksamkeit sowie additive Effekte sind durch Kombinationsbehandlung von AChE-I und Memantin denkbar.

Die S3-Leitlinien empfehlen eine Zusatzbehandlung mit Memantin bei mit Donepezil behandelten Patienten mit schwerer, jedoch nicht mittelschwerer oder leichter AD. Hinweise für die Wirksamkeit auf Kognition und Alltagsbewältigung sowie Verträglichkeit der Kombinationsbehandlung bei Patienten mit mittelschwerer bis schwerer AD liegen vor, jedoch bei uneinheitlicher Datenlage. Bei ausbleibender oder im Behandlungsverlauf nachlassender Wirkung einer Monotherapie kann bei guter Verträglichkeit und fehlenden Kontraindikationen auch bei mittelschwerer AD eine Kombinationsbehandlung erfolgen.

Es gibt keine Hinweise für einen positiven Effekt einer Kombination von Omega-3-Fettsäuren und AChE-I. Eine Therapie ist nicht zu empfehlen.

Eine Kombination mit Östrogenen, Statinen oder entzündungshemmenden Substanzen, die aufgrund von Ergebnissen retrospektiver Studien oder theoretischen Erwägungen in der Therapie der AD vielversprechend erscheinen, kann gegenwärtig nicht empfohlen werden.

Für die Kombination von AChE-I oder Memantin mit Ginkgo biloba existiert derzeit keine hinreichende Evidenz; die Kombination kann jedoch aufgrund theoretisch nicht zu erwartender erhöhter Komplikationen im Einzelfall erwogen werden.

Eine Studie zur Kombination von Antidementiva mit dem Nahrungsergänzungsmittel Souvenaid® erbrachte ein negatives Ergebnis.

9.5 Medikamentöse Therapie der Demenz bei M. Parkinson s. Teil I

Studien mit AChE-I bei PDD ergaben nur geringfügige positive Therapieeffekte hinsichtlich kognitiver Parameter; die Beeinflussung psychopathologischer Symptome ist weniger überzeugend. Für Rivastigmin liegt eine Zulassung für die Behandlung der leichten bis mittelschweren PDD vor. Es gibt auch Hinweise für eine Wirksamkeit von Donepezil und Galantamin, bei jedoch nicht ausreichender Evidenz.

9.6 Demenzassoziierte Verhaltensstörungen (nichtkognitive Störungen, BPSD)

9.6.1 Pharmakotherapie der nichtkognitiven Störungen (Verhaltensstörungen)

Eine Pharmakotherapie der demenzassoziierten Verhaltensstörungen (BPSD) gestaltet sich sehr schwierig. Erste wichtige Therapieschritte sind nichtmedikamentöse Maßnahmen. Eine symptomspezifische medikamentöse Behandlung von

BPSD sollte erst nach einem Behandlungsversuch mit AChE-I oder Memantin stehen. Bei leicht ausgeprägten BPSD kann teilweise bereits eine ausreichende Besserung, bei ausgeprägten BPSD eine Einsparung von Antidepressiva oder Antipsychotika erzielt werden. Verhaltensstörungen können durch AChE-I günstig beeinflusst werden, obwohl das Ausmaß der Verbesserungen insgesamt gering ist und die Studien meist nicht an Patienten mit ausgeprägten BPSD durchgeführt wurden. Der sehr variable Symptomverlauf macht eine Wirksamkeitsbewertung zusätzlich sehr schwierig.

Für Memantin gibt es Hinweise auf positive Effekte bei BPSD, insbesondere bei Agitiertheit.

9.6.2 Neuroleptika bei BPSD

Neuroleptika sollten sehr niedrig dosiert werden. Generelles Problem ist die gesteigerte Empfindlichkeit älterer Patienten gegenüber extrapyramidal-motorischen Nebenwirkungen (EPMS), orthostatischer Hypotension, anticholinergen und kardiovaskulären Nebenwirkungen. Weiter zu beachten sind Somnolenz, Sedierung, Blutzuckeranstiege, QT_c-Veränderungen. Die Auswahl des Neuroleptikums wird daher wesentlich durch das Nebenwirkungsprofil bestimmt. Da in Deutschland bei Demenz nur für Risperidon eine formale Zulassung besteht, ist diese Substanz erste Wahl, allerdings mit deutlichen Einschränkungen durch das zerebrovaskuläre Risiko, was jedoch auch für andere Neuroleptika gilt. Haloperidol ist aufgrund der inkonsistenten Datenlage und des deutlichen EPMS-Risikos nicht erste Wahl. Für Melperon und Pipamperon spricht ein geringes EPMS- und Orthostaserisiko, fehlende anticholinerge Nebenwirkungen und geringe Kosten. Zur Wirksamkeit bei Demenz liegen keine Studien, aber klinische Erfahrungen vor.

Bei den atypischen Neuroleptika gibt es bisher den besten Wirksamkeitsbeleg für Risperidon. Die formale Zulassung für schwere chronische Aggressivität mit Selbst- und Fremdgefährdungsaspekten sowie psychotische Symptome liegt zur Behandlung von BPSD vor. Die Datenlage zu weiteren Substanzen ist heterogen. Die Wirksamkeit ist begrenzt und bezieht sich meist auf aggressives Verhalten und Wahn, nicht aber auf eine Anhebung des allgemeinen Funktionsniveaus oder die Lebensqualität und auf die Behandlung von alleiniger psychomotorischer Unruhe. Im Hinblick auf das Fehlen einer Alternative ist ein Einsatz bei klinischer Notwendigkeit (schwere BPSD mit Eigen- und Fremdgefährdung) und Versagen nichtpharmakologischer Strategien möglicherweise indiziert. Es wird auch diskutiert, ob atypische Neuroleptika v. a. im Langzeitverlauf kognitive Störungen verstärken können.

Cave: Bei älteren Patienten mit Demenz besteht für alle Antipsychotika ein erhöhtes Risiko für zerebrovaskuläre und kardiale Ereignisse. Die Anwendung sollte, nur nach sorgfältiger Indikationsstellung, so niedrig dosiert und so kurz wie möglich erfolgen.

Tab 25: Beispiele von Neuroleptika zur Behandlung nicht-kognitiver Störungen bei Demenz

Wirkstoff	Tagesdosis	Nebenwirkungen (exempl.)/ Wechselwirkungen (nur CYP-P450)
Melperon (Eunerpan®)	25 – 200 mg	(EPMS) / CYP2D6
Pipamperon (Dipiperon®)	60 – 120 mg	(EPMS) / ?
Haloperidol	0,5 – 1,5 mg	EPMS / CYP2D6, CYP3A4, CYP1A2
Risperidon (Risperdal®)	0,25 – 1 (2)mg	(EPMS), zerebro-vask. Ereignisse? / CYP2D6, CYP3A4
Quetiapin (Seroquel®)	25 – 200 mg	Schwindel, Sedierung, zerebro-vask. Ereignisse? / CYP1A2, CYP3A4

Melperon: Antipsychotikum, niedrigpotent, Butyrophenon; Blockade von $5\text{-}HT_2$-, α_1-, deutlich weniger von D_2-artigen Rezeptoren.
Generika: Tbl. 10/ 25/ 50/ 100 mg /Lsg. 5 mg = 1 ml /Lsg. 25 mg = 1 ml (forte)
Bewertung: [+] Aufgrund der fehlenden anticholinergen Komponente und geringem EPS-Risiko zur Sedierung bei psychomotorischen Erregungszuständen und zur Schlafinduktion besonders in der Geriatrie geeignet (allerdings hat Melperon kaum antipsychotische Potenz und ebenfalls Interaktions- und NW- Risiken). Keine Senkung der Krampfschwelle (im Gegensatz zu den meisten anderen Antipsychotika).
[–] Zum Vergleich mit neuen AAP fehlen moderne Zulassungsstudien. Relativ hohes Interaktionsrisiko.

Pipamperon: Antipsychotikum, niedrigpotent, Butyrophenon; Antagonist am $5\text{-}HT_2$-Rezeptor; deutlich weniger an D_2- und α_1-Rezeptoren.
Dipiperon, Generika: Tbl. 40 mg /Saft 4 mg = 1 ml (200 ml Sirup)
Bewertung: [+] Aufgrund der fehlenden anticholinergen Komponente und geringem EPS-Risiko zur Sedierung bei psychomotorischen Erregungszuständen und zur Schlafinduktion besonders in der Geriatrie geeignet. Kein Enzyminhibitor von CYP2D6 (im Gegensatz zu Melperon).
[–] Zum Vergleich mit neuen AAP fehlen moderne Zulassungsstudien.

Haloperidol: Konventionelles Antipsychotikum, hochpotent. Butyrophenonderivat; hauptsächlich Blockade von D_2-, aber auch α_1-Rezeptoren.
Haldol-Janssen®, Generika: Tbl. 1 / 2 mg Tbl. / Trpf. 2 mg = 20 Trpf. = 1 ml (30, 100 ml)

Amp. 5 mg = 1 ml – ausschließlich zur i.m.-Injektion empfohlen
Bewertung: [+] In psychiatrischen Notfallsituationen noch unverzichtbar, obwohl AAP mehr an Bedeutung gewinnen. Geringe sedierende Komponente. Geringeres Risiko für metabolisches Syndrom als die meisten AAP.
[–] Dosisabhängiges EPS-Risiko. Risiko für QTc-Zeit-Verlängerung und Herzrhythmusstörungen, besonders bei hohen Dosen. Relativ hohes Interaktionsrisiko.

Risperidon: Atypisches Antipsychotikum. Blockade von $5\text{-HT}_{2A(C)}$-, 5-HT_{7}-, D_2- und α_1- Rezeptoren; in geringerem Maße H_1- und α_2-Rezeptoren.
Risperdal® / Generika: Tbl. 0,5 mg / 1/ 2/ 3/ 4 mg Tbl., Schmelztbl. 1/ 2/ 3/ 4 mg; Lsg. 1 mg = 1 ml
Indikationen: Kurzzeitbehandlung (bis zu 6 Wochen) von anhaltender Aggression bei Patienten mit mäßiger bis schwerer Alzheimer-Demenz, die auf nichtpharmakologische Methoden nicht ansprechen und wenn ein Risiko für Eigen- und Fremdgefährdung besteht.
Bewertung: [+] Geringeres EPS-Risiko; keine anticholinergen Wirkungen; relativ geringe sedierende Komponente. In der Geriatrie und bei aggressivem Verhalten trotz Anwendungsbeschränkungen unverzichtbar.
[–] Häufig deutliche Prolaktinerhöhung. Risiken für ein metabolisches Syndrom. Deutliches Risiko für QTc-Zeit-Erhöhung.

Quetiapin: Atypisches Antipsychotikum mit trizyklischer Struktur! Vor allem Blockade von H_1-Rezeptoren, schwächer von $5\text{-}_{HT1,2}$-, $D_{1–3}$- und α_1-Rezeptoren; keine klinisch relevante Affinität zu D_4-, α_2- und mACh-Rezeptoren.
Seroquel® / Generika: Filmtbl. 25/ 100/ 200/ 300 mg, Retardformen
Bewertung: [+] Sehr breites Wirkungsspektrum, bei akuten Symptomen Wirkungseintritt innerhalb einer Woche. Relativ geringes Risiko für EPS und Prolaktinanstieg. Vorzüge bei Psychosen bei M. Parkinson und Demenz mit Lewy-Körperchen (Cave: Verordnung von Quetiapin bei demenzassoziierter Psychose off label).
[–] Risiken für ein metabolisches Syndrom (> Aripiprazol, < Olanzapin). Sedierung kann anfänglich mehr als bei anderen Antipsychotika ein Problem sein. Orthostatische Hypotonie häufig. Relativ hohes Interaktionspotenzial. Risiko für eine QTc-Zeit-Verlängerung erhöht.

9.6.3 Antidepressiva

Depressive Symptome treten bei etwa einem Drittel aller dementen Patienten auf. Schwere Depressionen können den Einsatz von Antidepressiva, in Kombination mit psychotherapeutischen und psychosozialen Strategien erfordern. Wegen der insgesamt unzureichenden und widersprüchlichen Studienlage sollte sich die Substanzauswahl daher am Nebenwirkungsprofil und an den pharmakokinetischen Daten orientieren. Selektive Serotoninwiederaufnahmehemmer (SSRI) wie Citalopram sind Mittel der ersten Wahl. Ebenso geeignet sind neuere Antidepressiva wie Mirtazapin, Venlafaxin und Duloxetin. Da ältere Menschen häufiger zu orthostatischer Hypotension neigen und vulnerabler für anticholinerge Nebenwirkungen (Harnverhalt, Obstipation bis hin zum anticholinergen Syndrom, Blasen-Darm-Atonie, Glaukom) sind, sollten klassische tri- oder tetrazyklische Antidepressiva wegen ihrer anticholinergen Nebenwirkungen sowie ihrer kardialen Risiken vermieden werden. Daher sollten verstärkt nichtmedikamentöse antidepressive Strategien eingesetzt werden, vor allem auch, weil der Einsatz von SSRI bei Patienten mit Demenz mit einem dosisabhängig erhöhten Risiko für Stürze in Verbindung gebracht wird.

Tab. 26: Nebenwirkungen von Antidepressiva (nach Schmauß, Messer)
(0 = nicht vorhanden, (+) = fraglich, + = leicht, ++ = mäßig, +++ = stark)

	Delir	Zerebr. Anfälle	Sedation	Ortho-stase	Sero-tonin-Syn-drom	Gewichts-zunahme	Kardio-toxizität
Trizykl. AD	++/+++	+	++/+++	++/+++	+	+++	+++
SSRI	0	0	0	(+)	++	0/+	0/+
Mirtazapin	0	0	+/++	0/+	0	++	0
Venlafaxin	0	0	0	Hyper-tension	+/++	0/+	0
Moclobe-mid	0	(+)	0	(+)	0	0	0

Eine psychopharmakologische Behandlung sollte regelmäßig bezüglich der Dosis und der Notwendigkeit einer Fortführung der Behandlung überprüft werden!

9.7   Fazit für die Praxis

Cholinesterasehemmer und Memantin wirken positiv auf die kognitive Störung. Die Krankheitsprogression wird im günstigen Fall verzögert. Bei nicht kognitiven Störungen können bei strengster Indikationsstellung Risperidon, Quetiapin und Aripiprazol in niedriger Dosierung möglichst kurzfristig sowie Cholinesterasehemmer und SSRI-Antidepressiva eingesetzt werden. Die Versorgung von Patienten mit Alzheimer-Demenz erfordert mehr als eine medikamentöse Therapie. Es gibt mittlerweile eine – wenn auch meist schwache Evidenz – für nicht medikamentöse Verfahren. Dabei kommt der Angehörigenedukation besondere Bedeutung zu.

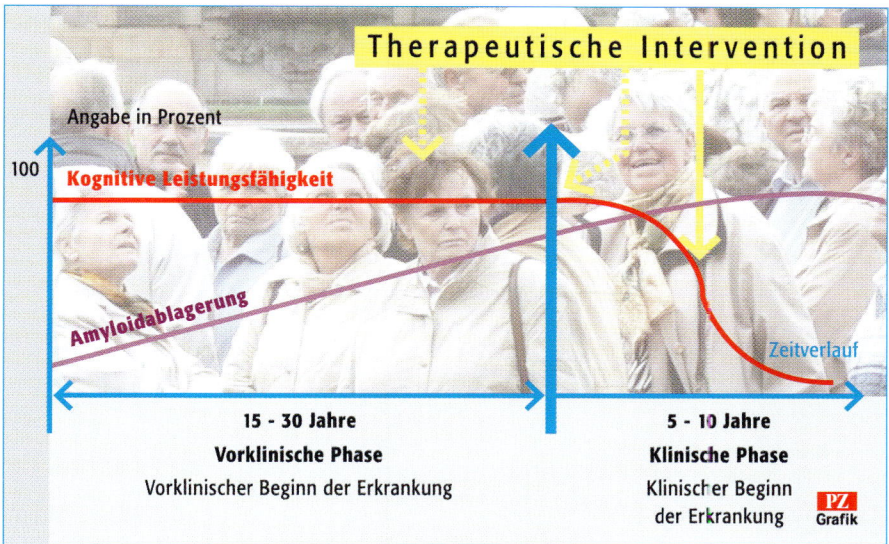

Abb. 29: Problem der späten Diagnose (aus PZ 153 (2008), Nr. 34)

9.8   Pharmazeutische Betreuung von Demenzpatienten und Angehörigen

Die Arzneimitteltherapie stellt nur einen Teil der Demenztherapie dar. Die Wirksamkeit von Antidementiva hat nicht das wünschenswerte Ausmaß erreicht bzw. es profitieren nicht alle Patienten davon. Neue Substanzen stehen nicht unmittelbar vor der Einführung in die Therapie.

In Anbetracht der Schwere der Erkrankung und ihrer sozioökonomischen Bedeutung ist es deshalb geboten, auch mögliche kleinere Verbesserungen und Erleichterungen anzustreben. Dazu stehen inzwischen eine größere Anzahl von Präparaten zur Verfügung, sowohl zur Behandlung der kognitiven wie nichtkognitiven Störungen.

Die Zahl der Demenzpatienten wird wahrscheinlich weiter zunehmen. Hinzu kommt – immer wieder angemahnt – eine Unter- bzw. Fehlversorgung. Angesichts dieser Situation und der Defizite in den therapeutischen Möglichkeiten, den weitreichenden Belastungen der Patienten und Angehörigen bzw. Pflegenden kann der Apotheker mit der Pharmazeutischen Betreuung einen wichtigen unterstützenden Beitrag leisten, vor allem bei der Compliance-Förderung und der Information bezüglich des Erkennens, Lösens bzw. Vermeidens arzneimittelbezogener Probleme.

Hilfen und Informationen für Angehörige und Betroffene werden von Pharmaherstellern, Krankenkassen, Selbsthilfegruppen in vielfältiger Form zur Verfügung gestellt.

Die Apotheke kann durch ihre Beratung und pharmazeutische Betreuung im Netz der am Versorgungsprozess Beteiligten einen wertvollen Beitrag leisten.

Literatur Teil II

1. Benkert O., Hippius H. (2014) Kompendium der Psychiatrischen Pharmakotherapie, 10. Auflage, Springer Medizin Verlag, Heidelberg, ISBN-13 978-3-642-54768-3

2. Benkert O. (2015) Pocket Guide Psychopharmaka von A bis Z, 3. Auflage, Springer Medizin Verlag, Heidelberg, ISBN-13 978-3-642-54766-9

3. Gründer G., Benkert O. (Hrsg.) (2012) Handbuch der Psychopharmakatherapie, 2. Auflage, Springer Medizin Verlag, Heidelberg, ISBN-13 978-3-642-19843-4

4. Hacke W. (2010) Neurologie, 13.Auflage, Springer Medizin Verlag Heidelberg, ISBN-978-3-642-12381-8

5. Lishman W. et al. (2009) Lishman`s organic psychiatry: a textbook of neuropsychiatry, 4th ed., Wiley-Blackwell, ISBN 978-1-4051-1860-6

6. Möller H.-J., Laux G., Kapfhammer, H.-P. (Hrsg.) (2011) Psychiatrie, Psychosomatik, Psychotherapie, 4. Auflage, Springer Verlag, Heidelberg, ISBN-13 978-3-642-03636-1

7. Schmauß M., Messer T. (2010) Therapie Tabellen Neurologie/Psychiatrie Nr. 44. Westermayer Verlag München, ISSN 1434-3975

8. Voderholzer U., Hohhagen F., Hrsg. (2014) Therapie psychischer Erkrankungen, State oft the art , 9. Auflage, Elsevier, München, ISBN-13 978-3-437-24905-1

Ergotismus

9. Avihingsanon A. et al. (2014) Ergotism in Thailand cased by increased access to antiretroviral drugs: a global warning. Topics in Antiretroviral Medicine 21: 165-166

10. Sinz A, (2008) Die Bedeutung der Mutterkorn-Alkaloide als Arzneistoffe. Pharmazie unserer Zeit 4: 306-309

11. Nachrichten Pharmazeutische Zeitung online. 28.3.2014 PZ. Rote-Hand-Brief für Dihydroergotoxin-haltige Arzneimittel. www.pharmazeutische-zeitung.de (Govi-Verlag) Zugriff 08/2015

12. AMK-Nachrichten Pharmazeutische Zeitung online. 2.7.2013 (27/2013) PZ. Risikobewertungsverfahren zu Ergotamin-Derivaten abgeschlossen: Einschränkung der Indikationen. www.pharmazeutische-zeitung.de (Govi-Verlag) Zugriff 08/2015

13. AMK-Nachrichten Pharmazeutische Zeitung online. 15.7.2014 (29/2014) PZ. PRAC empfiehlt restriktive Anwendung von Bromocriptin-haltigen Arzneimitteln zum Abstillen. www.pharmazeutische-zeitung.de (Govi-Verlag) Zugriff 08/2015

Vitamine

14. Aue K. (2007) Basiswissen Ernährung (Folge 9) Vitamin B_1 – damit der Stoffwechsel wie geschmiert läuft. www.deutsche-apotheker-zeitung.de (Deutscher Apotheker Verlag) DAZ 1 / 03.01.2007 (Zugriff 08/2015)

15. Eggersdorfer M. et al. (2012) One hundred years of vitamins – a success story of the natural sciences. Angewandte Chemie International Edition 51: 12960-12990

16. Hofmann-Aßmus (2011) B-VITAMINE, Unerlässlich für den Stoffwechsel. Pharm. Ztg. 156:3438-3447

17. Latt N., Dore G. (2014) Thiamine in the treatment of Wernicke encephalopathy in patients with alcohol use disorders. Internal Medicine 44: 911-915

18. Piro A. et al. (2010) Casimir Funk: his discovery of the vitamins and their deficiency disorders. Annals of Nutrition and Metabolism 57: 85-88

19. Staiger C. (2009) Zur Geschichte der Vitaminmangelerkrankungen. Pharmazie unserer Zeit 38: 112-116

Lues

20. Bilharz C. (2014) Sexuell übertragbare Krankheiten wieder auf dem Vormarsch. Dtsch Apoth Ztg 154: 4962-4968

21. Clement ME et al. (2014) Treatment of syphilis – a systematic review. JAMA 312: 1905-1917

22. Deutsche Gesellschaft für Neurologie (DGN): S-1-Leitlinie Neurosyphilis (September 2012). www.dgn.org

23. Ghanem KG (2010) Neurosyphilis – a historical perspective and review. CNS Neuroscience and Therapeutics 16: e157-e168

24. Gross G. et al. (2013) Syphilis: Pathologie und Klinik. Hautarzt 64: 771-790

25. Helmstädter A. (2010) 100 Jahre Salvarsan. Chemisch auf Erreger zielen. Pharm. Ztg. 155: 4844-4851

Neuroborreliose

26. Deutsche Gesellschaft für Neurologie (DGN): S-1-Leitlinie Neuroborreliose (September 2012). www.dgn.org

27. Fessler B. (2015) Schwer zu zähmen – Borreliose: Frühe Diagnosesicherung und Impfstoffentwicklung bereiten noch immer Probleme. Dtsch Apoth Ztg 155: 2908-2911

28. Rupprecht T., Sturm Ch. (2015) Rationale Antibiotikatherapie, Schriftenreihe der BLAK Heft 90, Govi-Verlag. ISBN-13 978-3-7741-1283-4; 11-22

29. Schmidt H. et al. (2015) Neurocognitive functions and brain trophy after proven neuroborreliosis: a case-control study. BMC Neurology 15: 139

Herpes-simplex-Enzephalitis (HsE)

30. Deutsche Gesellschaft für Neurologie (DGN): S-1-Leitlinie Virale Meningoencephalitis (September 2012). www.dgn.org

31. Sabah M et al (2012) Herpes simplex encephalitis. BMJ 344: e33166

HIV

32. Decks SG et al. (2013) The end of AIDS: HIV infection as a chronic disease. The Lancet 382: 1525-1533

33. Deutsche Gesellschaft für Neurologie (DGN): S-1-Leitlinie Diagnostik und Therapie HIV-1-assoziierter neurologischer Erkrankungen (September 2012, gültig bis 2014). www.dgn.org

34. Dingermann Th., Zündorf I. (2014) Pharmakogenetik und Pharmakokinetik der HIV-Medikamente. Pharmakon (Govi-Verlag) 2: 348-354

35. Goforth HW et al. (2015) Then and now ... HIV consultation psychiatry update. In: Balon R., Wise TN (Hrsg.) Clinical Challenges in the Biopsychosocial Interface. Advances in Psychosomatic Medicine 34: 49-60

36. Hoffmann C., Rockstroh J.(2014) www.hivbuch.de, HIV 2014/2015, Hamburg 2014 (Zugriff 08/2015)

37. Maartens G. et al. (2014) HIV infection: epidemiology, pathogenesis, treatment and prevention. The Lancet 384: 258-271

38. Oetzel S. (2011) NEURO-AIDS: Wenn das Virus die Nerven angreift. Pharm. Ztg. 156: 4410-4412

39. Tenberken E., Kraft N. (2014) HIV-Patienten in der Apotheke. Pharmakon 2: 327-330

Pathogene Antikörper, LE
40. Asztely F., Kumlien E. (2012) The Diagnosis and Treatment of Limbic Encephalitis. Acta Neurol Scand: 2012: 126: 365–375.

41. Deutsche Gesellschaft für Neurologie (DGN): S-1-Leitlinie Immunvermittelte Erkrankungen der grauen ZNS-Substanz sowie Neurosarkoidose (September 2012). www.dgn.org

42. Prüß H. (2013) Angriff aufs Gehirn: Antikörper als Ursache neurologischer Störungen. Dtsch Apoth Ztg 153: 1304-1305

43. S. Ramanathan et al. (2014) Autoimmune encephalitis: Recent updates and emerging challenges. Journal of Clinical Neuroscience 21 (2014) 722–730

Parkinson
44. Ceballos-Baumann A., Trojan M. (2008) Das Parkinsonsyndrom auf dem Vormarsch? Schriftenreihe der BLAK Heft 77, Govi-Verlag. ISBN-13 978-3-7741-1097-7

45. Deutsche Gesellschaft für Neurologie (DGN): S-2-Leitlinie Parkinson-Syndrome – Diagnostik und Therapie (September 2012). www.dgn.org

46. Dupiereux I. et al. (2009) Creutzfeldt-Jakob, Parkinson, Lewy Body Dementia, and Alzheimer Diseases: from diagnosis to therapy. Central Nervous System Agents in Medicinal Chemistry 9: 2-11

47. Herdegen T. (2010) Pharmakologisch! Das Parkinson-Syndrom. Dtsch Apoth Ztg 150:3416-3447

48. Kalia LV, Lang AE (2015) Parkinson's disease. The Lancet doi 10.1016

49. PD MED Collaborative Group (2014) Long-term eff ectiveness of dopamine agonists and monoamine oxidase B inhibitors compared with levodopa as initial treatment for Parkinson's disease (PD MED): a large, open-label, pragmatic randomised trial. Lancet 2014; 384: 1196–205

50. Schaefer M., Schröder S. (2013) Parkinson-Patienten: Gut beraten in der Apotheke. Pharm. Ztg. 158: 434-443

Demenz
51. Anand R. et al. Therapeutics of Alzheimer's disease: Past, present and future. Neuropharmacology 2014; 76A(0): 27-50

52. Bilharz C. (2012) Demenz im Alter. Dtsch Apoth Ztg 152: 5978-5986

53. Deutsche Gesellschaft für Psychiatrie, Psychiatrie und Nervenheilkunde (DGPPN) Deutsche Gesellschaft für Neurologie (DGN): S-3-Leitlinie Diagnose und Therapie von Demenzen (November 2009). www.dgn.org

54. Förstl H., Kleinschmidt C. (2011) Demenz Diagnose und Therapie. Schattauer GmbH. ISBN 978-3-7945-2708-3

55. Förstl H., Schweiger H.-D. (2007) Demenz, Govi-Verlag, ISBN-13 987-3-7741-1059-4

56. Said A. (2015) Gegen das Vergessen: Therapeutische Strategien im Kampf gegen Morbus Alzheimer. Dtsch Apoth Ztg. 155: 342-348

57. Schweiger H.-D. (2008) Alzheimer-Demenz: Antidementiva gegen den schleichenden Abbau. Pharm. Ztg. 153: 3236-3242

58. Wallesch C.-W. (2013) Medikamentöse und nicht medikamentöse Therapie der Alzheimer-Demenz. Was die S3-Leitlinie empfiehlt. MMW – Fortschritte der Medizin 2013; 155 (8): 60-63

www.rote-liste.de (DOC Check)

www.fachinfo.de , Fachinfo-Service, Rote Liste Service GmbH, 2015, (Zugriff 9/2015)

www.hiv-druginteractions.org

www.iqwig.de

www.nice.org.uk

Die Autoren

Prof. Dr. Hans Förstl

Geb. 1954 in München.

Studium der Humanmedizin und anderer Fächer dort.

Weiterbildung in Neurologie, Psychiatrie und Psychotherapie.

Tätigkeit in München, Mannheim, London (UK) und Lehrstuhl an der University of Western Australia.

Seit 1997 Direktor der Klinik und Poliklinik für Psychiatrie und Psychotherapie der Technischen Universität München.

Dr. Hans-Dieter Schweiger

Geb. 1946 in Augsburg

1965 bis 1967 Apothekenpraktikum, davon 1 Jahr in der Krankenhausapotheke im Hauptkrankenhaus Augsburg

1968 bis 1971 Studium der Pharmazie an der LMU München

1971 bis 1974 Promotion zum Dr. rer. nat. in pharmazeutischer Chemie (Synthese und Strukturaufklärung) an der LMU München

1972 bis 1975 wissenschaftlicher Assistent

Seit 1.7.75 an der Apotheke des Isar-Amper-Klinikums, Klinikum München-Ost (Bezirkskrankenhauses Haar)

Die Apotheke versorgt zahlreiche weitere psychiatrische und somatische Krankenhäuser

Seit 1984 Apothekenleiter

Seit 2004 Leiter des gesamten Einkaufsbereichs im IAK-KMO

Seit Mai 2011 im Ruhestand

1988 Fachapotheker f. Klinische Pharmazie

1989 Fachapotheker f. Arzneimittelinformation

von 1987 bis 2010 Mitglied des Prüfungsausschusses für Klinische Pharmazie bei der Bayerischen Landesapothekerkammer

2002 bis 2010 Vorsitzender des Prüfungsausschusses für Klinische Pharmazie bei der Bayerischen Landesapothekerkammer

Vorträge, Seminare, Veröffentlichungen zu den Themen Psychopharmaka, Blutspiegelbestimmungen von Psychopharmaka, Pharmakokinetik von Psychopharmaka

Dozent an mehreren Krankenpflegeschulen (Arzneimittellehre, Chemie, Biologie), in der Fachweiterbildung Psychiatrie (Ärzte, Pflege) sowie in der innerbetrieblichen Fortbildung des Krankenhauses (u. a. Psychopharmaka, Wechselwirkungen, Pharmakokinetik)

Referent für die Bayerische Landesapothekerkammer, zus. mit Herrn Prof. Dr. Förstl, in zahlreichen Fortbildungsveranstaltungen zum Themenbereich Psychische Erkrankungen und Psychopharmaka, Demenz, Wechselwirkungen

Referent des DBfK zum Themenbereich »Psychopharmakologie im Alter und bei Demenz«

Stichwortverzeichnis

A

Abacavir   95, 98
Acetylcholinesterasehemmer   114, 119
Aciclovir   92
Adamantan   118
AIDS   26, 38, 94
Alkohol   26 f.
Alzheimer   49, 52, 57, 61
Alzheimer Infektion   69
Alzheimer-Karriere   60
Amantadin   110
Amnesie   25
Amyloidpathologie   65
Amyloid Plaques   64
Antibiotika   87
Antidementiva   113, 121
Antidepressiva   58, 125 f.
Antidopamingergika   59
Antiparkinsonmittel   109
Apomorphin   110
Argyll-Robertson-Phänomen   34
Atazanavir   95, 98
Atypische Antipsychotika   59
Atypische Neuroleptika   103
Autoimmunenzephalitiden   43

B

Benzodiazepine   58
Benzylpenicillin   88, 91
Beri-Beri   23, 26, 82
Biperiden   110
Blei-Enzephalopathie   20
Bleizucker   19 f.
Boosterung   96
Bornaprin   110
Borrelien   36
Borreliose   89
BPSD   54, 59, 112
Braak-Stadien   49
Brivudin   93
Bromocriptin   80, 110
Budipin   110
Bushmeat-Theorie   38

C

Cabergolin   110
Cannabis   102
Carbidopa   110
CDC-Kriterien   38
Cefotaxim   90
Ceftriaxon   88 ff.
Cholinesterasehemmer   126

Claviceps purpurea   18
Clonazepam   103
CNS penetration effectiveness score   98
Cobicistat   96
Compliance-Förderung   127
COMT-Hemmstoffe   110
Creutzfeldt-Jakob-Erkrankung   47, 103
Cytochrom-P450-Isoenzyme   101

D

D2-Agonisten   110
Darunavir   95, 98
Decarboxylase-Hemmer   109
Delavirdin   95
Dementia pugilistica   52
Demenz   112
Demenzassoziierte Verhaltensstörungen   122
Demenz bei Morbus Parkinson   57
Demenz mit Lewy-Körperchen   57
Diätempfehlungen   64
Didanosin   95, 98
Dihydroergotamin   80
Dihydroergotoxin   80
Distraneurin   58
DLB   57
Dolutegravir   95
Donepezil   115, 120 f.
L-Dopa   49, 109
Dopamin   48, 108
Dopamin-Mangel   59
Doxycyclin   88, 90
Drogenabhängigkeit   102

E

Ecstasy   102
Efavirenz   95, 98, 102
Elvitegravir   95, 98
Emtricitabin   95, 98
Endemien   18
Enfuvirtid   95, 98
Entacapon   110
Entry-Inhibitoren   94
Enzephalitiden   38
Enzephalomyelitis   37
Epidemien   18
Erethismus   21
Ergometrin   80
Ergotamin   80
Ergotamin-Derivate   18, 110
Ergotismus   18, 80
Ernährungsrisiken   64
Erythema migrans   89
Etravirin   95, 98

F

Famciclovir 93
5-Fluorouracil 93
Fosamprenavir 95, 98
Fusionsinhibitoren 94

G

Galantamin 114, 116, 121
Gerstmann-Sträussler-Scheinker-Erkrankung 48
Geschichte 15
Glutamat-Toxizität 117

H

HAART 94
HAD 41
Haloperidol 124
HAND 41, 97
Heart of darkness-Theorie 38
Heidenhain-Form 48
Herpes-simplex Enzephalitis 42, 92
HIV 35, 38, 94, 102
HIV-Enzephalopathie 41
HIV-Medikamente 95
Humboldt 51
Hypovitaminosen 23

I

Immunglobuline 68
Immuntherapie 106
Indinavir 95, 98
Integrase-Inhibitoren 94

J

Jarisch-Herxheimer-Reaktion 88

K

Kaposi-Sarkom 38
Katzentanzkrankheit 21
Konfabulationen 25
Korsakow-Syndrom 25, 30
Kriterien für die Alzheimer Demenz 66
Kuru 15, 47, 103

L

Lamivudin 95, 98
Leichte kognitive Beeinträchtigung 67
Levodopa 49, 109
Lewy-Körperchen 48, 52, 57
Limbische Enzephalitis 46, 104 f.

Lisurid 110
Logopenische Demenz 65
Lopinavir 95, 98
Lues 85
Lysergsäurediäthylamid 19

M

mACh-Rezeptor-Antagonisten 110
Malaria 31
MAO-B-Hemmstoffe 110
Maraviroc 95, 98
Marchiafava-Bignami-Syndrom 26, 30
MCI 67
MDMA 102
Meeresfisch 22
Melperon 124
Memantin 118, 120 f., 126
Mercurialismus 21
Methylprednisolon 106
Methylquecksilber 22
Minamata 21
MND 41
Monoklonale Antiköper 68
Multiple Sklerose 37
Multisystematrophie 52
Mutterkorn-Alkaloide 80
Mutterkornbefall 18
Myelinscheiden 29

N

Nelfinavir 95, 98
Neuroborreliose 36, 89
Neurodegeneration 65, 117
Neurodegenerative Erkrankungen 48
Neurofibrillen 57, 64 f.
Neuroleptika 59, 123 f.
Neuromyotonie 46
Neurosyphilis 15, 30, 33, 88
Nevirapin 95
Nicht-kognitive Symptome 55
Nicht-paraneoplastische Enzephalitis 105
NMDA-Rezeptorantagonisten 110, 117
Normaldruckhydrozephalus 52

O

Onkoneuronale Antikörper 104
Ophelia-Syndrom 46

P

Paraneoplastische Enzephalitis 105
Paraneoplastisches Syndrom 44
Parkinson 48 f.
Parkinsonismus 52, 108

Parkinson-Karriere   60
Parkinsonoid   48
Parkinson-Symptomatik   50
Pathogene Antikörper   104
PDD   57
Penicillin   87, 89
Pergolid   110
Pharmakologisches Dilemma   58
Pharmazeutische Betreuung   127
Pipamperon   124
Piribedil   110
Posteriore Atrophie   65
Pramipexol   110
Prionkrankheiten   47, 103
Procyclidin   110
Progressive Paralyse   34
Progressive supranukleäre Parese   52
Protease-Inhibitoren   94, 96

Q

Quecksilber   21
Quetiapin   124 f.

R

Raltegravir   95, 98
Rasagilin   110
Reserpin   48
Reverse-Transkriptase-Inhibitoren   94
Rilpivirin   95, 98
Risikofaktoren der (Alzheimer)-Demenz   63
Risikomodulatoren   62
Risperidon   124 f.
Ritonavir   95 f., 98
Rivastigmin   115, 121
Ropinirol   110
Rotigotin   110
Rückblick   18

S

Salvarsan   31, 85
Saquinavir   95, 98
Saturnismus   19
Schwermetallbelastung   20
Schwermetallvergiftungen   22
Selegilin   110
Semmelweis   16
Skorbut   15
Stavudin   95
Syphilis   32, 35, 85

T

Tabes dorsalis   35
tau-Ablagerungen   64

Tenofovir   95, 98
Tetracycline   89
Thiamin   82
Thiamin-Mangel   26, 28, 30
Tipranavir   95, 98
Tolcapon   110
TPHA   36
Treponemeninfektionen   85
Trihexyphenidyl   110

U

UPDRS   53

V

Valaciclovir   93
Valproat   103
VDRL   36
Vergiftungserscheinungen   81
Virusinfektionen   92
Vitamin B1   26, 82
Vitamine   82
Vitriol   15

W

Wagner von Jauregg   31
Wernicke-Enzephalitis   24
Wernicke-Enzephalopathie   83
Wernicke-Korsakow-Syndrom   84

Z

Zecken   36
Zentrale pontine Myelinolyse   26, 30
Zidovudin   95